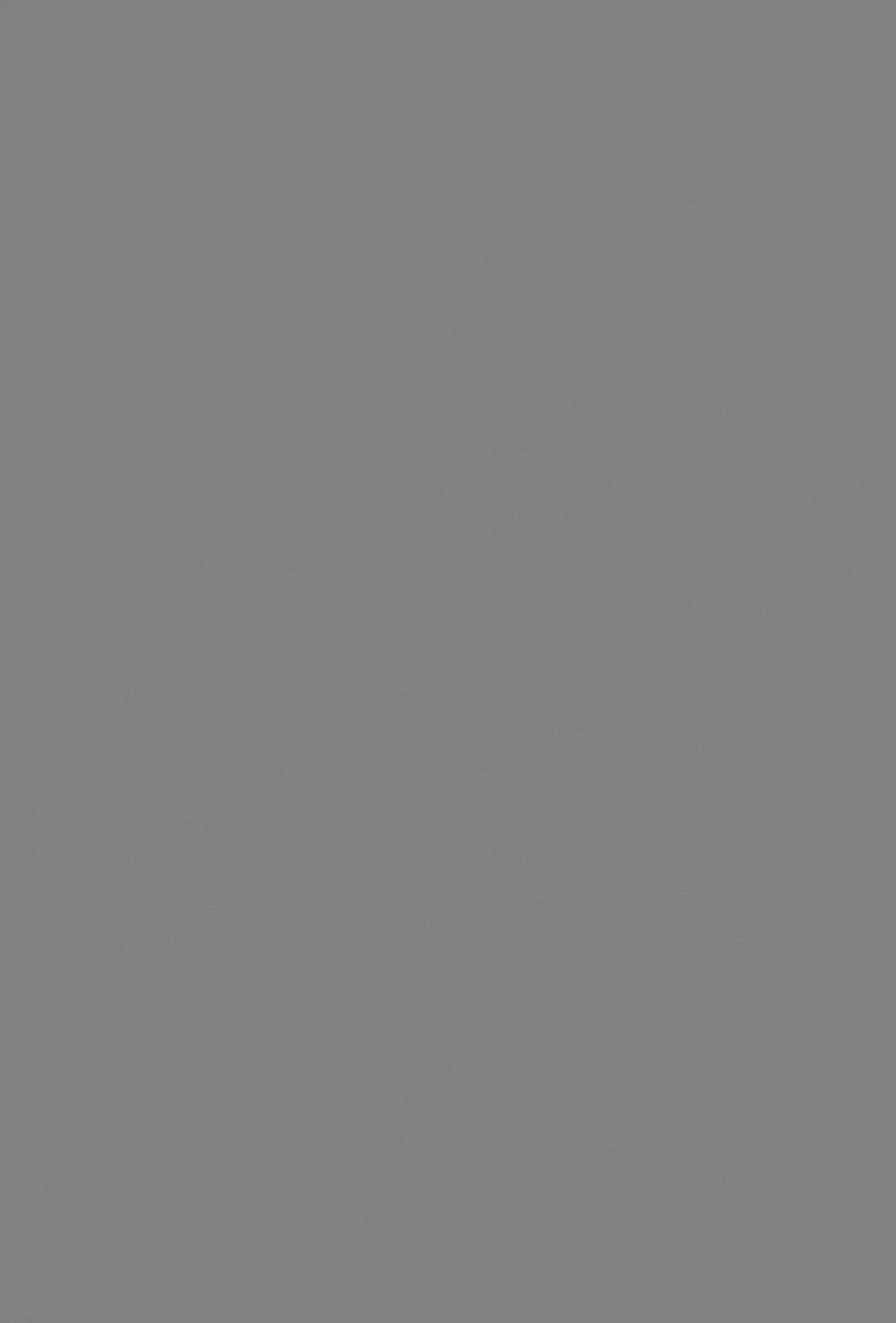

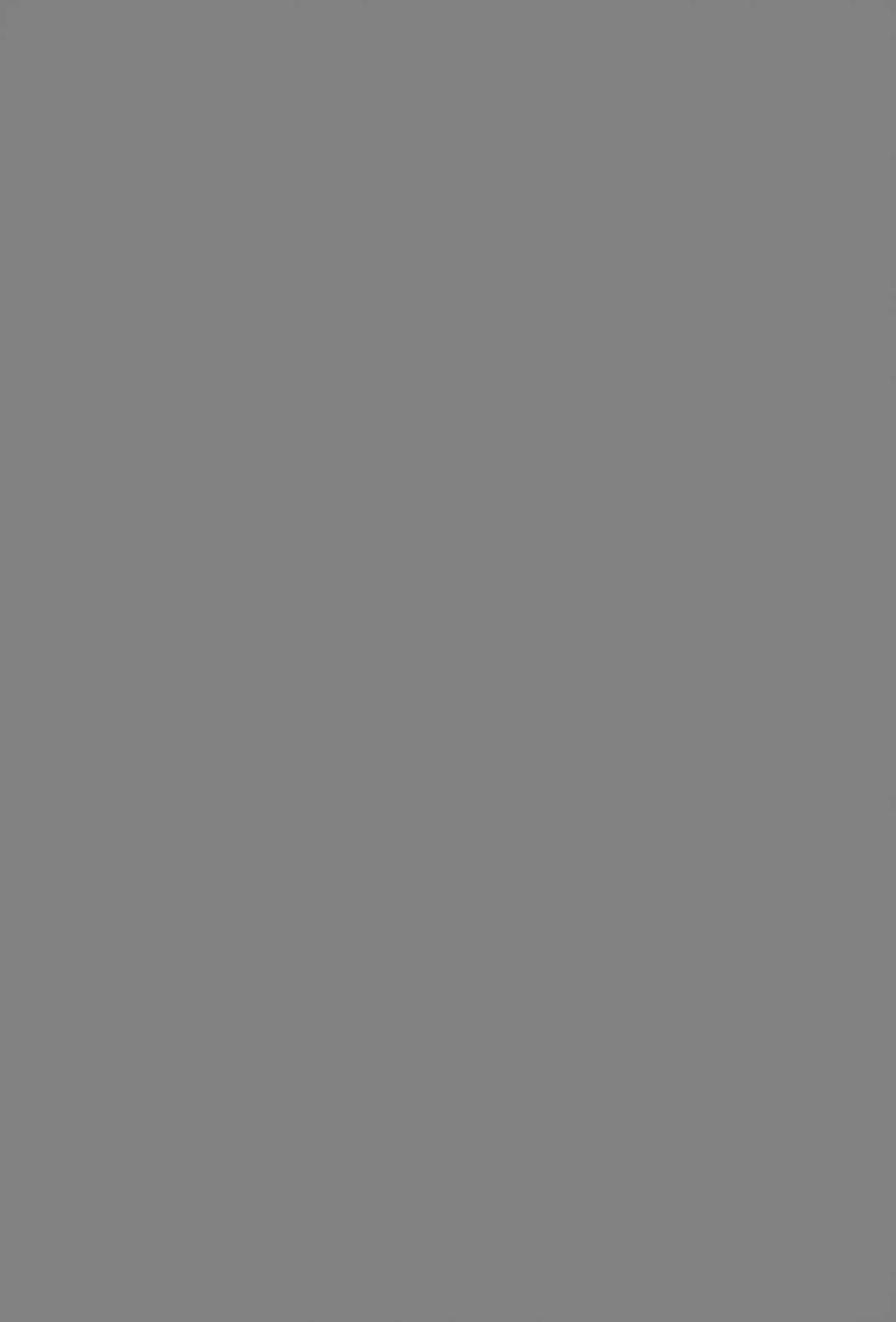

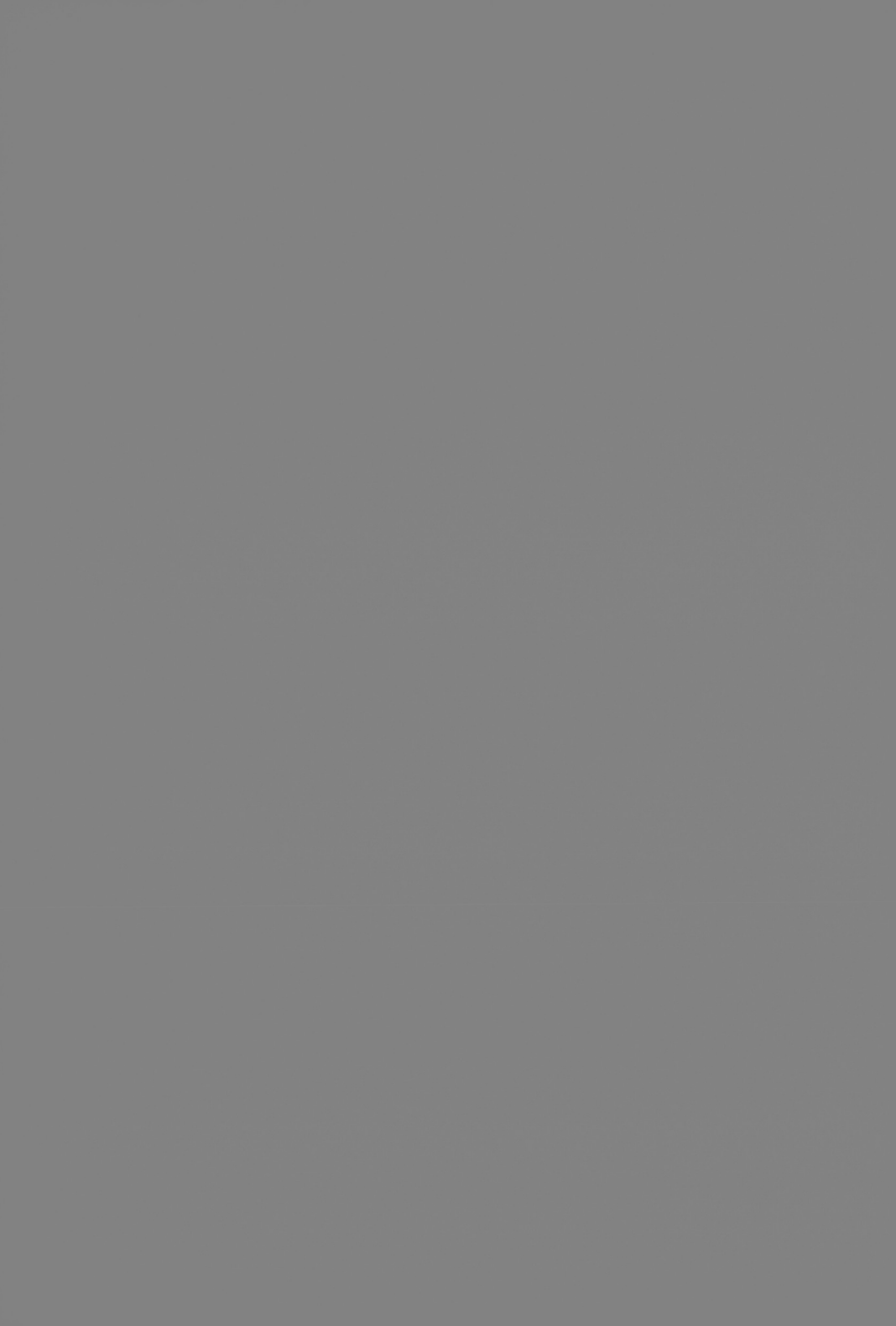

내가 먹는 것이 나를 만든다
자연을 닮은 밥상

내가 먹는 것이

나를 만든다

자연을 담은 밥상

이윤서 지음

위즈덤스타일

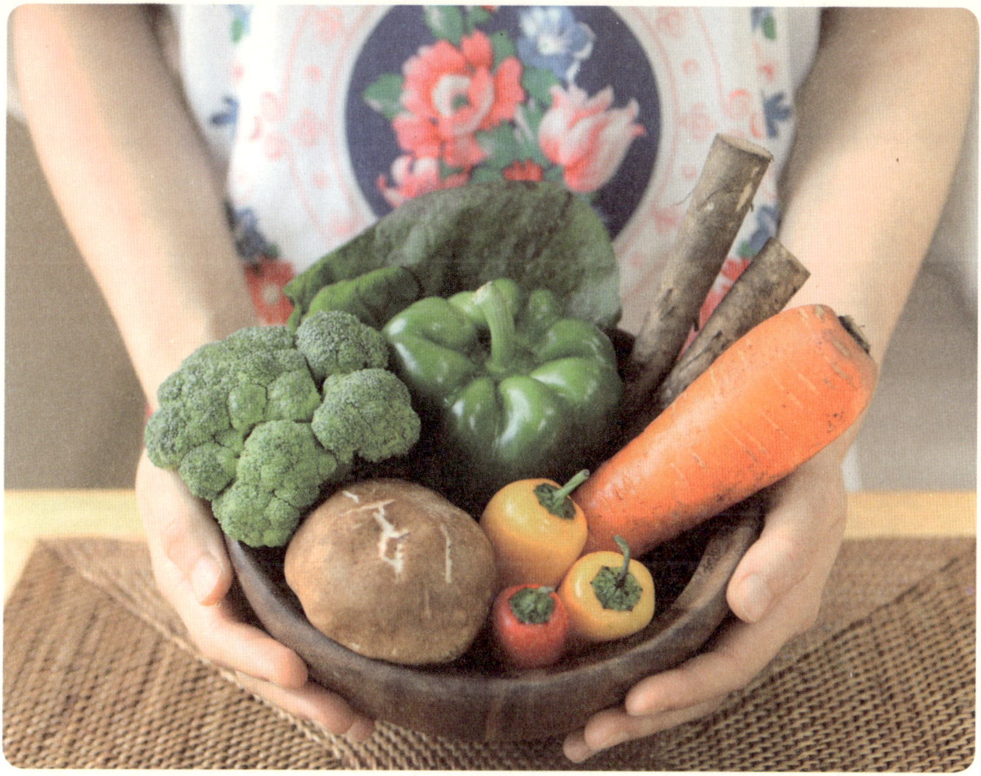

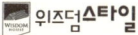

macrobiotic way

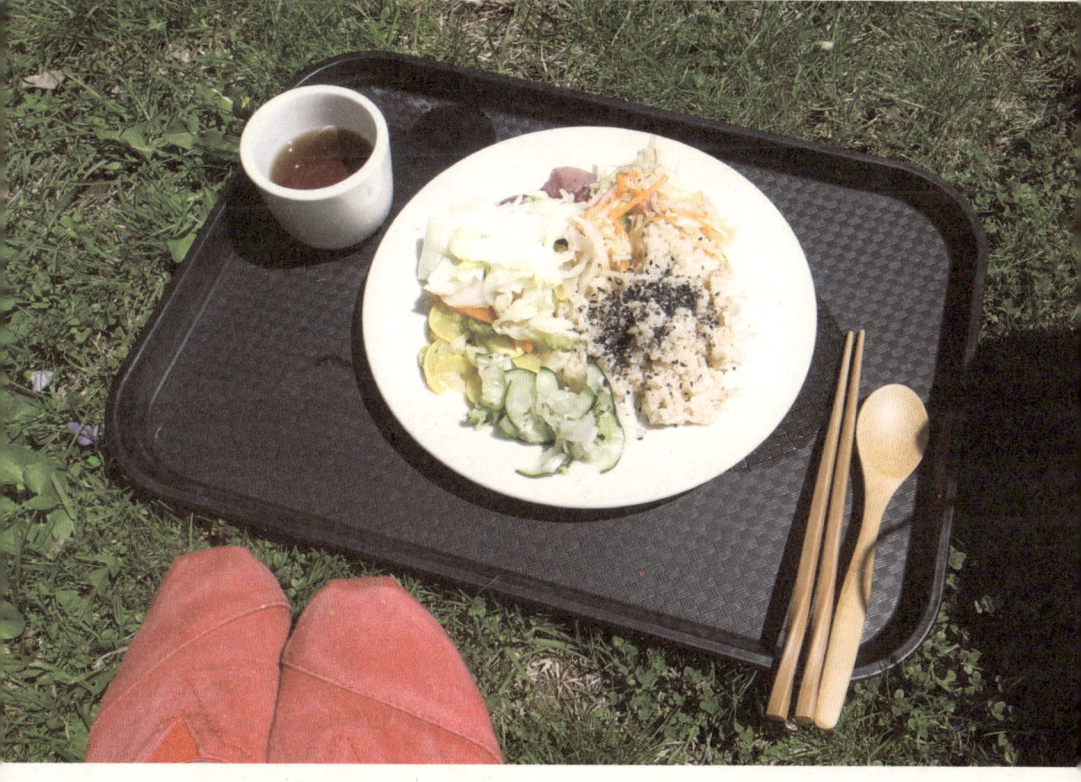

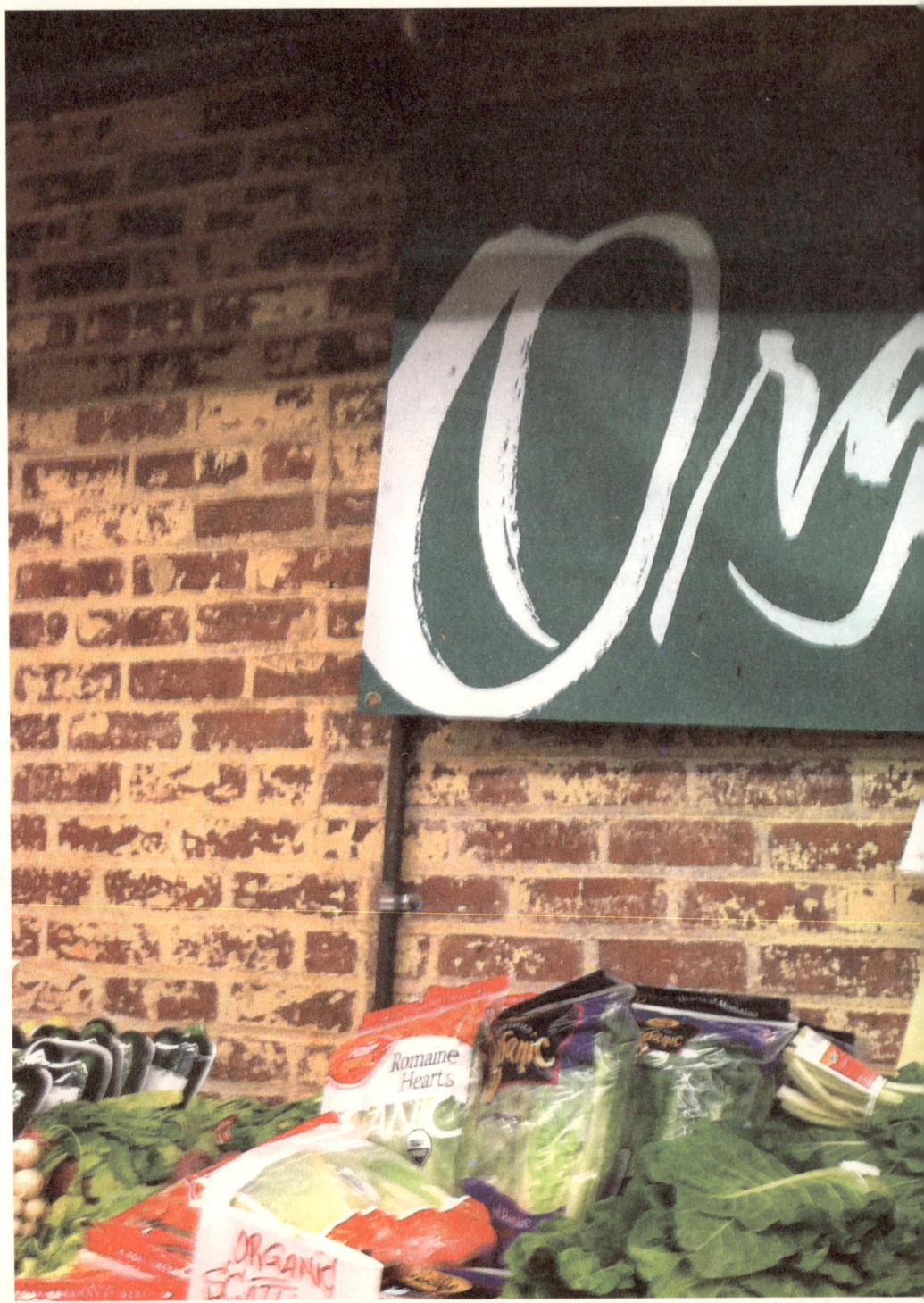

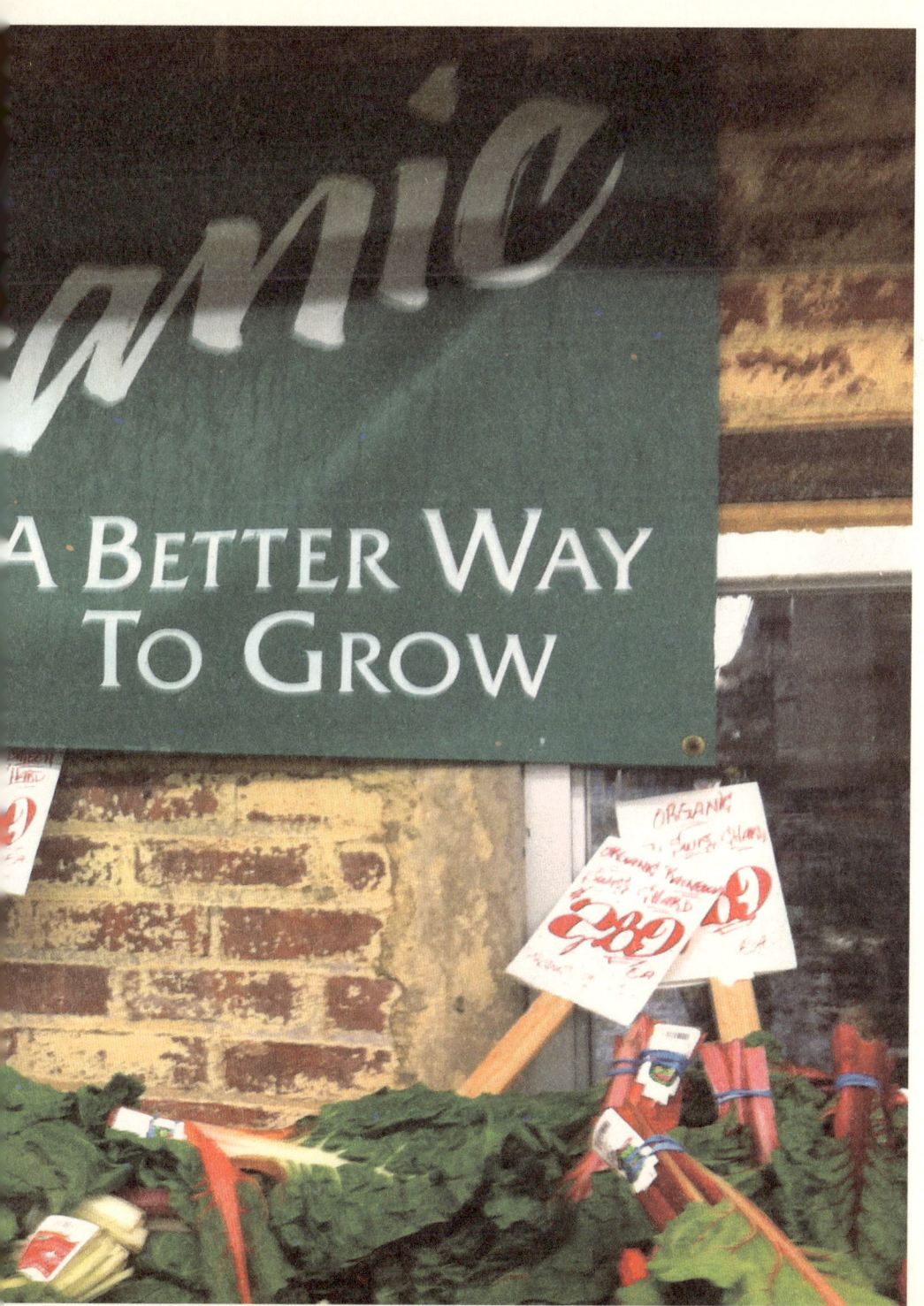

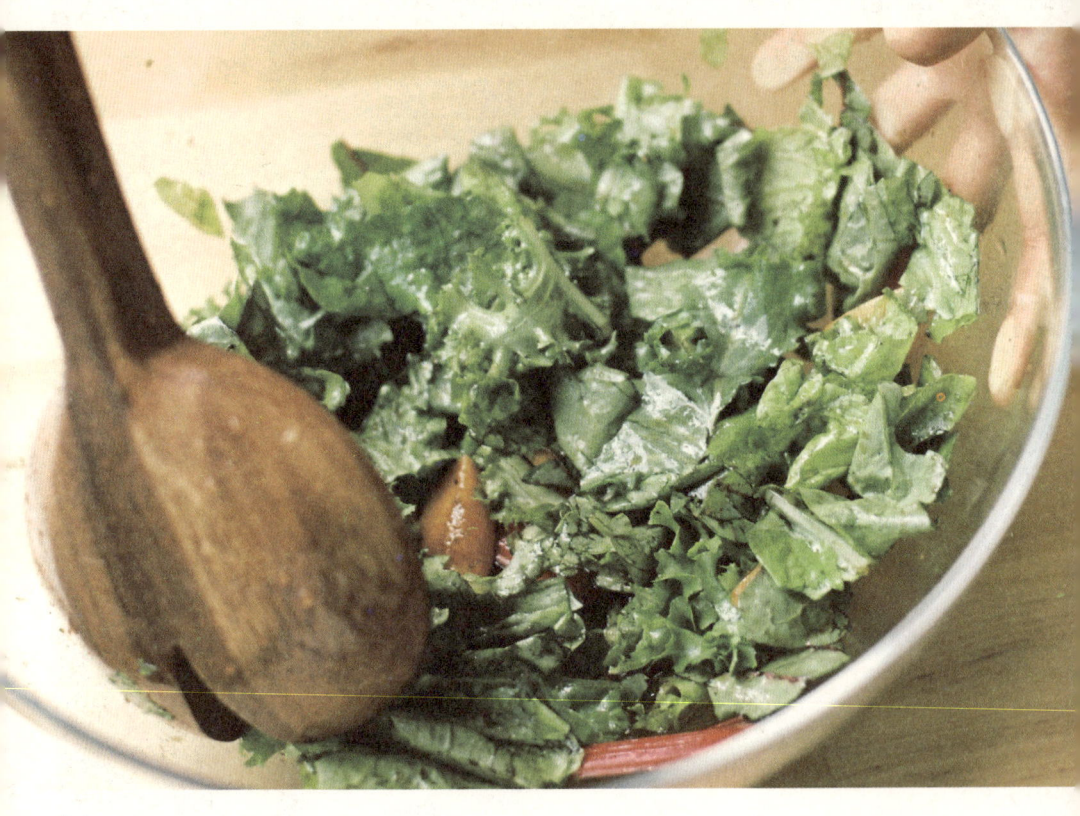

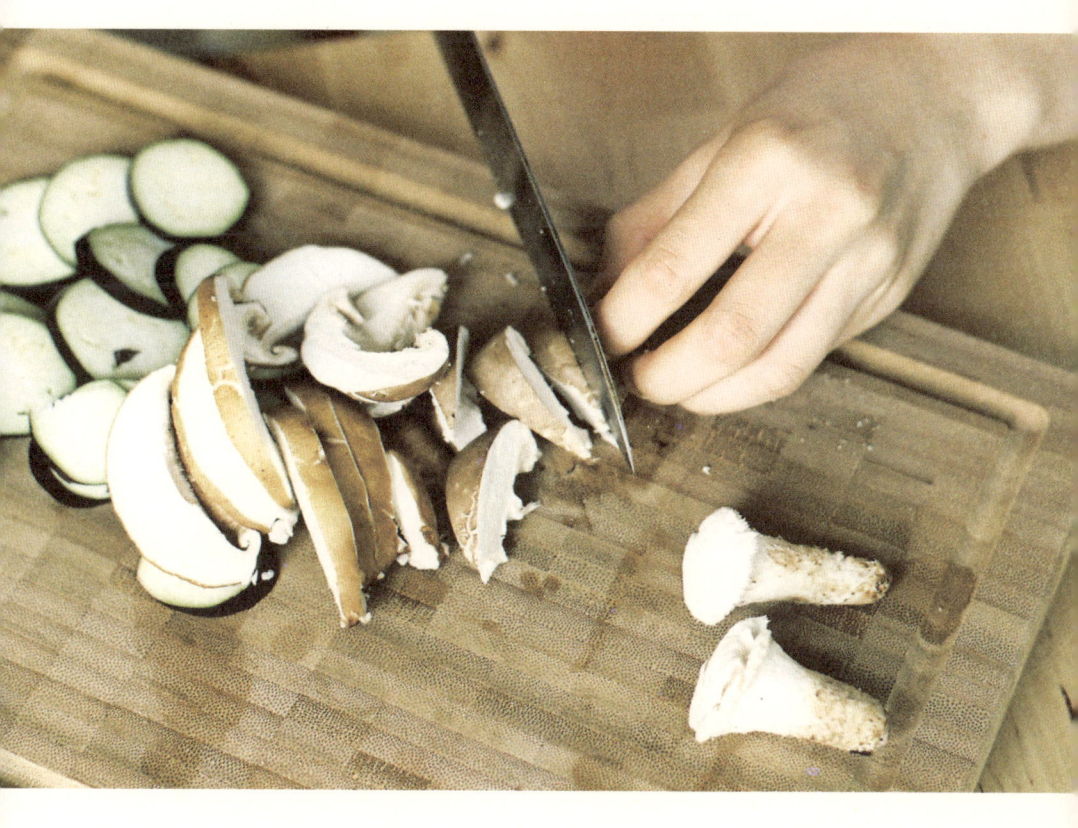

Prologue

*20여 년의 트라우마를 극복하고
음식치료사로 새로운 삶을 얻기까지…*

내 나이 여섯 살 무렵, 만성 피부질환인 건선이 시작됐다. 그리고 스물여섯이 되도록 20여 년간, 건선은 끈질기게 나를 괴롭히며 함께해 온 인생의 깊은 트라우마였다. 말로 다 표현하지 못할 만큼의 아픔, 슬픔, 괴로움으로 나의 유년시절은 녹록치 않았지만, 그로 인해 나는 더 단단해지고 건강한 여인으로 성장했다.

건선과의 오랜 씨름 끝에 2010년 스물여섯의 여름, 스테로이드 연고의 굴레에서 벗어나고자 자연 치유를 선택했다. 지금 생각해보면 사실 눈앞에 드러나는 피부의 문제보다 더 큰 문제는, 오장육부의 취약함이었다. 이를 몰랐던 내게 건선이라는 질병은 육체적으로, 그리고 심리적으로 나를 더 병약하게 만들었다.

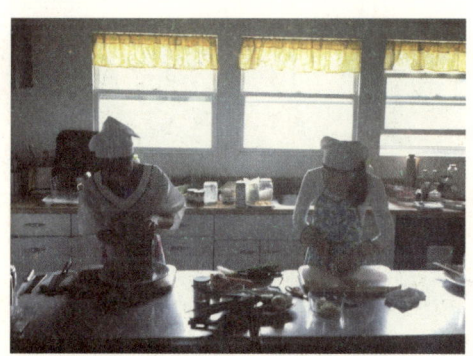

　때문에 그 어떤 치유 방법보다 우선되어야 할 것은 질병을 치유할 수 있는 힘이 자신 안에 내재되어 있음을 지각하는 것이었다. 그렇게 내 자신의 치유 능력을 신뢰하기 시작했고, 자연을 닮은 음식을 취하며 자연에 가장 가까운 물과 햇빛의 기후요법을 통해 건강한 영육을 되찾았다.

　"내가 먹는 것이 나를 만든다 You are what you eat." 몇 년간의 치유 여정을 통해 진정한 치유는 의사의 처방전이나 약이 아닌, 내가 먹은 밥상에서 비롯된다는 것을 깨달았다. 또한 그 밥상은 우리의 근원인 자연을 닮아 어머니의 정성이 담긴 따스한 밥처럼 생명의 물줄기가 될 수 있어야 함을 깨달았다.

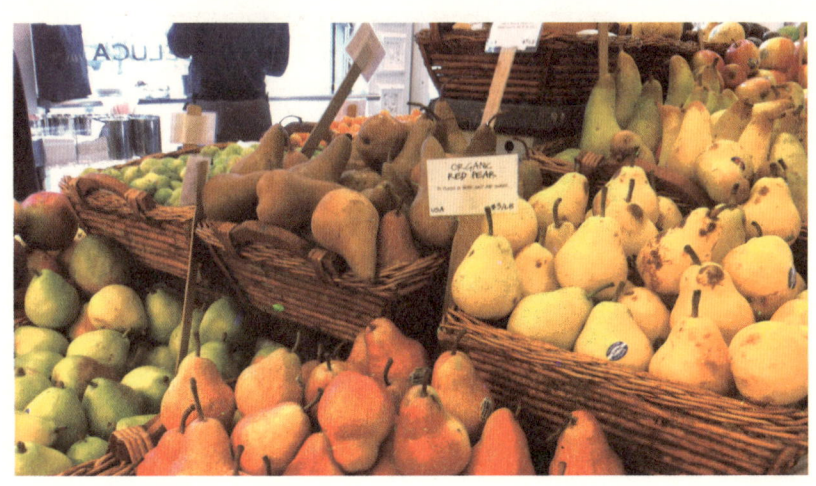

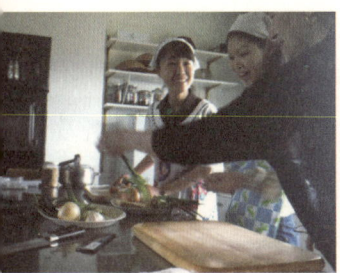 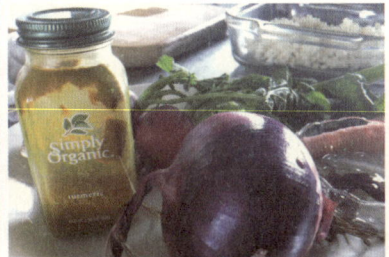 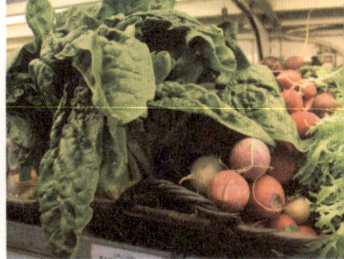

삶은 선택의 연속이다. 우리는 매일 매 순간 선택한다. 어떤 종류의 음식을 먹을지, 어떤 생각을 품을지……. 노여움에 사로잡힐지, 감사함으로 충만해질지는 순간의 선택에 달려 있다. 그리고 그러한 선택에 따라 어떤 고난도 축복이 될 수 있다. 만약 우리가 선택하기를 꺼리고 미뤄버린다면, 우리에게 주어진 축복의 순간을 하염없이 떠나보내야만 할 것이다.

우리 자신은 단지 개별적인 육체와 생각을 지닌 존재가 아니다. 인간은 모든 생명체, 자연, 그리고 지구를 감싸는 우주와 상호연결되어 있다. 그렇다, 모든 것은 연결되어 있다. 심지어 복잡하거나 서로 조화를 이루지 않는 에너지 또한 연결되어 있다. 불은 물에 의해 균형을 이루고, 시간은 공간에 의해 균형을 이룬다. 그리고 낮은 밤에 의해 비로소 균형을 이룰 수 있다. 만약 우리에게 한낮의 따사로운 햇빛과 대조되는 밤의 어둠이 없다면, 숙면을 취할 수 있는 능력에 문제가 생기는 것처럼 말이다.

'자연을 닮은 밥상'의 첫 단계는 음양의 기운이 우리의 환경과 우리 자신 안에서 균형 있는 건강함을 만드는 것을 배우면서부터 비롯된다. 그러면 차츰 다른 생명에게 최소한의 빚을 지며, 조화와 균형, 중용의 미덕을 깨닫고, 음양의 조화를 추구해야 한다. 이를 위해서는 자연과 벗하며 사는 인생임을 깨닫고, 제 땅, 제철에 자라나는 유기농 농산물,

정제하지 않고 뿌리째, 껍질째 생명과 사랑을 담아내는 자연밥상을 마련해야 한다.

우리 몸과 마음이 자연과 하나가 될 때 모든 치유가 가능해진다. 만약 당신의 몸과 마음이 알 수 없는 무언가에 의해 정체되어 있고 막혀 있다면, 틀에 박힌 음식습관으로부터 벗어나 자연적이고 친환경적인 유기농 음식을 선택해야 한다.

기억하라. '자연식'은 당신의 치유 여정 안에서 훌륭한 등대가 되어 불을 밝혀줄 것이다. 우리의 치유 여정은 지금부터가 시작이다. 푸른 하늘을 바라보고 우리를 위한 해와 햇빛, 구름과 무지개, 비와 바람에게 감사하자. 당신의 호흡을 따라 느끼고, 생동하는 심장박동을 느껴라. 그리고 무엇보다 지금 이 순간을 즐기자. 바로, 지금 이 순간!

앞으로의 인생 앞에 놓여진 선택의 순간과 남아 있는 삶이 이 세상 안에서 조화롭게 지속될 수 있기를 바란다. 또한 자연의 선순환을 이해하고 생명의 피해를 최소화할 줄 알며, 모두가 함께 웃음 짓는 나날들이 더 많아지기를 바란다. 이 모든 바람을 담아, '자연을 닮은 밥상'을 나누고자 한다.

'건강은 몸과 감정, 의식과 영혼의 바람직한 상태다. 그러므로 자신을 소중히 여기는 사람이라면 건강을 지키기 위해 애써야 한다. 우리는 사람이 사람다운 덕목을 지키는 데에 힘쓰듯이 건강을 지키려고 애써야 한다고 믿는다. 달리 생각하면, 건강은 인간이 목표로 삼아야 하는 것들 가운데 첫손가락에 꼽아야 할 것이다.'

- 《조화로운 삶의 지속》 中에서

2013년 여름, 이윤서

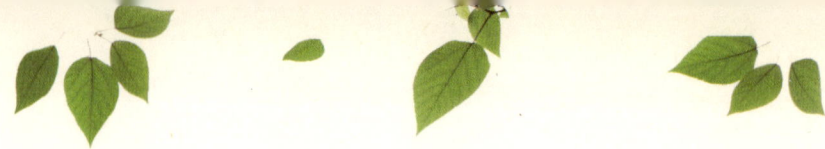

Contents

프롤로그 • 10

힐링푸드 마크로비오틱을 만나다 • 18

01 생명의 줄기, 현미밥 짓기 • 22

02 오독오독 건강이 씹히는 소리, 현미 호두 주먹밥 • 31

03 건강한 자연의 감칠맛을 담아, 통밀 채소 파스타 • 37

04 자연에 가장 가까운 단맛을 만나다, 현미 단호박죽 • 47

05 건강하게 식재료를 대체하는, 현미 두부 김밥, 채소롤, 현미떡롤 • 55

06 깨 볶는 향취 속 소박한 반찬, 들깨 채소볶음 • 65

07 한국적 향취가 묻어나는 자연식 리조또, 들깨 현미 리조또 • 73

08 인자한 마음을 품게 만드는, 채소 찜 • 79

09 금지하기보다 대체해야 한다, 홈메이드 밀고기 • 88

10 건강한 브런치 한 접시, 두부 스크램블 • 98

11 음양의 조화, 뿌리채소 두부부침 • 108

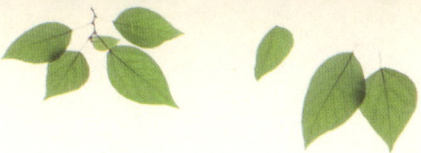
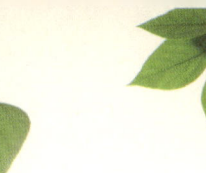

12 오래된 친구처럼 다정한 디저트, **두부 치즈케이크** • 115

13 추억과 사랑을 머금은, **블루베리 팬케이크** • 122

14 주식만큼 중요한 '건강한 간식', **견과류 듬뿍 넛츠바** • 130

15 제철과일을 생생하게 맛보는, **딸기젤리, 수박젤리** • 138

16 설탕 없이도 얼마든지 달콤하다, **애플컴포트** • 148

17 자연 치유력과 면역력을 높여주는, **달콤 채소차** • 156

18 음식을 통한 자연 치유 첫 걸음, **구수한 연근차** • 165

19 100% 식물성 우유, **아몬드 밀크** • 173

20 단백질이 풍부한 콩 소스, **병아리콩 허머스(Hummus)** • 180

21 향긋한 풍미의 그린 소스, **바질 페스토** • 190

에필로그 • 198

힐링푸드 마크로비오틱을 만나다

마크로비오틱Macrobiotic**이란?**

　마크로비오틱은 일본의 장수요법에 뿌리를 두고, 인도의 아유르베다, 중국의 음양오행 등 동서양의 건강한 식문화를 아우르는 철학이다. 또한 중동요리, 이태리요리, 한국요리 등 각국의 식문화를 '마크로비오틱Macrobiotic' 즉, 'Macro(큰, 거대한)' + 'bio(생명)' + 'tic(기술)'이란 조합어로 정의하며 건강한 치유식으로 재탄생시킨 삶의 방식이다.

　마크로비오틱 이론은 동양 의학의 기본이며, 중국에서 시작된 주역 이론에 의거한 음양오행설(인간의 체질은 음과 양 2氣와 수水, 화火, 목木, 금金, 토土 5행의 균형에 의해 구성된다는 설)을 식생활에 적용해 조화롭고 건강한 생활을 추구하는 일종의 섭생법이라 할 수 있다. 마크로비오틱 이론에서 가장 핵심을 이루는 음과 양의 조화는 어느 한쪽으로 치우치지 않는 중도의 음식과 생활을 기본으로 삼는다.

마크로비오틱은 '음양조화, 신토불이, 일물전체, 자연생활' 등 4대 원칙에 충실한 일종의 섭생법이자 요리법이다. 마크로비오틱은 가급적 식품을 통째로 먹는데, 그래야 식품이 가진 고유의 '에너지(氣)'를 그대로 섭취할 수 있기 때문이다. 무엇을 어떻게 먹느냐는 자신의 몸뿐 아니라 마음에도 반영되기 때문에 되도록 인위적인 과정을 거치지 않은 신선한 식품을 먹어야 한다. 주로 유기농 생산농법에 초점을 맞추고 있으며, 재료 선택은 물론 조리법·활용법까지도 자연 친화적일 때 음식 자체가 가지고 있는 생명력을 완전하게 받아들일 수 있다. 마크로비오틱 섭생법의 기본은 음양의 조화를 추구하며 육식을 자제하고 유기농산물 중에서도 곡류를 중심으로 한 채식을 하는 것이다. 발아 현미와 통곡물을 중심으로 제철·제 지역에서 나는 신선한 유기농 채소와 콩, 김과 같은 해조류, 된장, 절임채소 등과 같은 발효식품을 주식으로 포함하며, 육류, 계란, 유제품의 섭취는 지양한다.

마크로비오틱Macro 표준 식단

주식으로 통곡물을 섭취하고, 채소, 콩과 콩 가공식품, 절임식품, 발효식품, 약간의 조미(천일염, 간장 등의 천연 조미료)양념, 식물성 기름은 매일 섭취하기를 권한다. 통곡물 요리에는 밥, 빵, 파스타, 곡물 시리얼 정도를 포함하며 현미를 기본으로 하되 조나 보리 같은 영양이 풍부한 곡물을 함께 조리하면 먹기에도 편해진다.

부식으로는 과일, 씨앗류, 과자류를 먹되, 이는 일주일에 한두 차례 정도 먹는 별식으로 가져가야 한다. 보통 마크로비오틱에서는 흰살생선류를 부식의 개념에 포함한다. 그러나 이는 꼭 섭취해야 하는 음식은 아니며, 사람마다의 체질과 건강 상태에 따라 달리 가야 한다. 또한 해양 오염이 극심한 현재의 상황, 그리고 생태 환경을 보호하는 차원에서도 생선 섭취는 중요하지 않다고 생각한다. 채소와 마찬가지로 과일은 제철, 제 지역에서 자란 것이 좋으며, 아열대 과일은 삼가는 것이 좋다. 당분은 복합 탄수화물, 다당류의 형태로 통곡물이나 과일에서 얻는 것이 좋으며, 설탕을 비롯한 정제된 인공 화학 감미료는 피한다.

마크로비오틱은 엄격한 식단을 강요하지 않는다. 개방적이고 자유로운 삶의 방식 안에 좀 더 조화로운 삶을 위한 균형 잡힌 기준을 제시한다. 고기와 유제품을 포함하지는 않지만, 만약 불가피한 상황으로 먹게 된다면 부식의 개념 안에서도 때때로 먹는 특별식으로 여기고, 통곡물과 다양한 채소류와 함께 먹기를 권한다. 육류 및 가금류, 유제품은 우리에게 꼭 필요한 음식물로 생각하지 않는다.

우리의 치아는 어금니 20개, 앞니 8개, 송곳니 4개, 모두 32개로 이루어져 있다. 어금니는 곡식을 먹는 데, 앞니는 과일, 채소류, 해조류 등을 먹는 데, 송곳니는 육류와 같은 음식을 먹는 데 쓰인다. 이 비율은 5:2:1로 우리는 곡식을 5, 채소 및 과일 해조류를 2, 육류는 1의 비율로 먹어야 자연의 섭리를 따르게 되는 셈이다. 최근 수많은 연구들을 통해 많은 질병들이 육류의 섭취로 발생, 악화된다는 사실이 밝혀지고 있다. 이처럼 육류의 섭취는 우리의 건강에 이롭지 않으며, 육류의 공급을 위한 무분별한 사육은 우리가 함께 살아가는 자연생태환경에조차 해를 끼치고 있다.

나는 오랜 시간 면역 질환으로 고생하면서 원인을 찾지 못한 채 스테로이드에 의존하며 균형을 잃은 삶을 살아왔다. 그러던 중 자연 치유 과정에서 마크로비오틱을 만나 병의 근원과 치유 방법을 배웠고, 섭생의 중요성을 깨달았다. 먹는 것이 바뀌고, 정신과 육체의 순환이 바뀌면서 새 삶을 얻었다. 과하지도, 덜하지도 않은 중용의 미덕을 강조하는 마크로비오틱. 이는 단순히 요리법을 다룬 것만이 아닌 삶을 살아가는 지혜 자체이며, 자연과 함께 살아가는 생태적인 삶과 사랑을 가르쳐준다. 또한 지속 가능한 문화와 아름다움, 그리고 가능성이란 단어를 실감나게 해준다.

macrobiotic

생명의 줄기,
현미밥 짓기

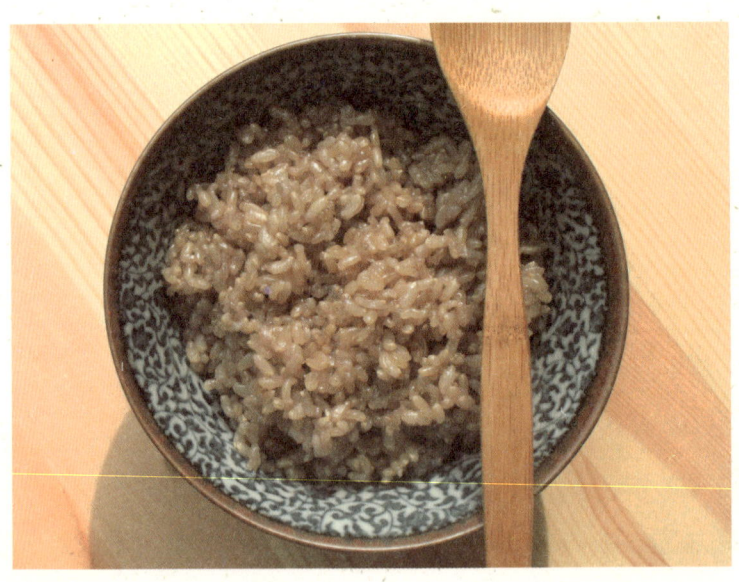

2010년 8월 여름, 3개월의 자연 치유 여정이 시작됐다. 오래 앓아왔던 건선이 재발한 스물여섯의 잔인한 여름날, 인생의 일시정지 버튼을 눌렀다. 약에 의존해 이어가던 인연에 대한 미련을 버리고, 다니던 회사를 사직하고, 내 마음속 깊은 번뇌의 납덩이를 덜어내고 또 덜어냈다.

치유 여정에 앞서 채식을 시작했다. 주식을 현미로 바꾸고, 채소의 양을 늘리고, 육류 및 유제품의 섭취를 지양하며 조금씩 섭생의 변화를 시도했다. 물과 햇빛, 자연의 요소로 치료하고, 채식의 섭생을 선택하여 떠난 자연 치유 여정. 커다란 여행가방에 옷가지는 몇 벌 되지 않았다. 대신 미니 전기밥솥, 현미, 김, 들기름, 들깻가루, 간장, 고추장, 견과류 등의 일용할 양식들을 채웠다.

비록 사막과도 같았던 건조한 피부로 아프고 괴로웠지만, 동시에 설렘과 희망을 품은 채 긴 여정의 시작인 비행기에 몸을 실었다. 터키 캉갈Kangal. 이스탄불에서도 비행기를 타고, 차를 갈아타고, 버스를 타고, 다시 차를 갈아타야 갈 수 있는 머나먼 곳. 그곳에서 치유 여정의 둥지를 틀었다. 이곳의 주된 치료 방법은 '닥터피쉬'로 널리 알려져 있는 캉갈 '발륵 르 카플라자 온천'에서 매일같이 온천욕과 일광욕을 하고, 이곳의 물을 규칙적으로 마시는 것이다. 어떤 음식을 먹어야 하는지, 어떻게 생활하고 치료해야 하는지를 안내해주는 사람은 없었다. 모든 것에 자신을 믿고 따르고, 매 순간 스스로를 다스려야 했다.

케밥으로 유명한 터키 현지의 음식은 굉장히 기름지고, 육류가 대부분이다. 동물성 단백질 성분의 산성화된 음식은 면역력이 낮아질 대로 낮아진 내게 치유식으로는 알맞지 않았다. 그렇기에 여행가방을 신주단지 모시듯 하며 한국에서 챙겨온 일용할 양식으로 생활해나갔다.

막상 현미밥을 지어본 경험이 없었던 당시에는, 거친 현미를 그저 부드럽게 먹어야겠다는 생각뿐이었다. 그래서 한여름에도 하루 종일 현미를 불려 곤죽이 된 밥을 먹기도 했고, 현미를 어떻게 보관해야 할지 몰라서 자루 가득 생긴 쌀벌레를 일일이 골라내야 하기도 했다. 번거롭고 귀찮을 때도 있었지만 그래도 끝까지 현미밥을 포기하지 않았다.

현미는 물에 담가두면 싹이 나는, 생명을 갖고 있는 쌀이다. 현미는 복합 탄수화물뿐 아니라 단백질, 칼슘, 섬유질, 비타민 등 우리에게 유용한 영양분을 가득 담은 복합체다. 반대로 백미는 물에 담가두면 이내 썩어버리는, 이미 죽은 쌀이다. 흰쌀의 뽀얀 빛깔은 현미의 쌀눈과 쌀겨를 깎아 정제한 흰색 알맹이에 불과하다. 우리나라 사람들은 흔히들 피부색이 우윳빛으로 뽀얀 사람을 미인이라 여긴다. 미백화장품이 유행하고, 미백을 위한 피부 시술이 따로 있을 정도다. 어찌 보면 이것도 사람이 지닌 본연의 건강함과 영양분을 무시하는 안타까운 현실인 듯하다.

자연을 그대로 담은 노르스름한 빛깔의 현미를 정미하면, 쌀눈에 포함된 영양분 중 66%, 쌀겨에 포함돼 있던 영양분의 29%가 상실돼, 총 95%의 영양분을 잃게 된다. 게다가 쌀을 정미한 시점부터 산화가 시작되니 이제 더 이상 흰쌀의 뽀얀 빛깔이 아름답다고만 할 수는 없을 것이다.

건선을 앓으면서 수없이 사용했던 스테로이드제 역시 한시적으로 피부 표피의 문제만을 숨기는 미봉책일 뿐이었다. 몸 안에서 보내는 적신호를 외면한 채, 스테로이드 연고를 덧발라 겉으로 보이는 피부만 깨끗하게 했던 행위는 오히려 나의 건강을 악화시키고, 건선을 만성 질환으로 발전시켰던 것이다. 흰색 알맹이에 불과한 백미를 먹는 식습관은 결국 병을 키우는 데 동조하는 격이라 생각한다.

하얀 빛깔과 부드러운 맛을 위해 현미를 백미로 정제하지만, 부드럽게 씹히는 것은 오히려 흡수 및 분해가 빨라 혈중에 당으로 흡수되기 쉽다. 이는 혈당치와 인슐린을 빠르게 상승시키는 문제로 직결된다. 인슐린의 급상승은 중성지방을 만드는 요인이 되어 '밥을 많이 먹으면 살이 찐다'는 말을 증명하게 된다. 반면 현미는 복합 탄수화물, 단백질, 비타민 E, 칼슘, 섬유질 등 필수 영양소가 골고루 함유된 슈퍼푸드다. 그러니 백미는 먹을수록 탄수화물 중독과 더불어 비만을 걱정하게 만들지만, 현미를 주식으로 삼으면 필수 영양소를 골고루 섭취하면서도 혈당 수치가 높아지지 않는다. 이는 인슐린 분비를 낮춰주고, 혈당이 지방으로 축적되지 않도록 도와 저절로 다이어트를 하게 된다.

또한 현미는 100g당 약 6.4g의 단백질이 함유되어 있다. 백미 대신 현미로 매끼 밥을 지어 먹는다면 우리는 일일 권장 단백질을 충분히 섭취할 수 있는 셈이다. 게다가 현미에는 수용성과 불용성 식이 섬유소가 모두 들어있어 변비 예방에 도움이 되며, 쌀겨 층과 배아에는 리놀레산이 많아 동맥경화와 탈모 예방, 노화 방지에도 좋다.

터키에서 3주간의 치료 기간을 지내는 동안, 눈에 띄게 회복된 사람은 나뿐이었다. 모두가 호텔에 있는 기름진 음식과 육류를 먹고, 콜라를 마시거나 담배를 피우며 평소 생활습관을 자제하지 못한 채 생활했다. 하지만 나는 내 방에서 매일 현미를 불려 채소, 해조류, 견과류 등의 재료로 밥을 지어먹는 수고를 아끼지 않았다.

채식을 하면서도 현미를 통해 좋은 영양소를 골고루 섭취하는 식습관을 이어나가니, 거칠고 건조했던 피부에도 생명과 활력이 찾아오기 시작했다. 이에 반해 먹던 대로 먹던 치유 여정 친구들은 치료가 더뎠을 뿐 아니라 비만 증세도 보였다. 치료 기간 중 만난 터키 현지 의사도 마른 사람보다 비만인 사람이 치료가 더디다고 말했다. 안타까운 마음이 들었다. 현미를 기본으로 한 채식의 섭생을 모두가 선택했다면, 건선 치료는 물론이거니와 체중 조절이란 선물까지 저절로 얻게 되었을 텐데 말이다.

　　현미를 먹기 전에 가졌던 가장 큰 편견은 현미가 거칠어 씹기에 안 좋고, 소화가 잘 안 된다는 것이었다. 그렇지만 이런 생각은 현미를 먹기 시작한 지 얼마 되지 않아 사라졌다. 씹으면 씹을수록 고소한 맛이 나는 현미의 식감에 반해버린 것이다. 또한 현미를 꼭꼭 씹을수록 타액이 분비되어 소화도 잘 되었다. 사는 게 바쁘고, 늘 시간이 부족한 현대인들의 삶을 보면, 음식의 내용물뿐 아니라, 그 먹는 방법과 삶까지도 패스트푸드화 되어가는 현실이 안타깝다. 이럴 때일수록 현미밥을 꼭꼭 씹어 먹으면서 잡념을 비우고, 현미밥을 먹는 시간 동안 오롯이 사는 하루의 여유를 가져보는 것은 어떨까?

　　현미밥을 기본으로 하는 균형 잡힌 밥상의 시작은 우리의 삶을 건강하게 만들고 조화로운 삶을 지속하게 해준다. 이를 직접 경험해본 나로서는 더 많은 사람들이 이 감사한 발견을 함께할 수 있다면 좋겠다. 안타까운 점은 외식을 할 경우, 현미밥 먹기가 쉽지 않다는 점이다. 아직도 사람들의 생각 속에는 백미밥이 먹기 좋고 맛있고, 현미밥은 거칠면서 소화가 어렵다는 편견이 있다. 그리고 현미밥에는 끼니를 때우기 어렵던 시절, 보릿고개를 겪으며 먹었던 보리밥과 같은 이미지가 남아 있는 듯하다. 사실 알고 먹으면 현미밥은 밥맛 자체가 일품이라 반찬 없이 현미만 먹어도 맛있는데 말이다. 현미밥의 매력에 빠져버린 뒤로는 번거롭더라도 집에서 지은 현미밥을 따로 챙겨 다닌다. 어딜 가도 현미밥을 먹는 게 흔한 일이 될 때까지, 이 과정은 지속될 것이다.

오늘도 난 현미의 쌀겨가 손상되지 않도록 맑은 생수를 부어 아이 다루듯 부드럽게 현미를 씻어낸다. 손 안에서 감도는 현미와 물의 감촉이 따스하고 행복하다.

글루텐프리(GF, Gluten Free)에 대하여

글루텐(Gluten)은 보리, 밀 등의 곡류에 존재하는 불용성 단백질로 몇 가지 단백질이 혼합되어 존재한다. 글루텐의 함량은 밀가루의 종류를 결정하기도 한다. 그런데 이 글루텐의 경우 알레르기를 유발해 건강에 이롭지 않은 영향을 미치는 경우가 많다. 일례로 셀리악병의 경우 소장에서 일어나는 알레르기 질환으로, 장 내의 영양분 흡수를 저해하는 글루텐에 감수성이 일어남으로써 증세가 나타난다(출처: 셀리악병(celiac disease, ─病), 두산백과). 자연에 가까우면서도 균형 잡힌 섭생을 추구하게 되면서 글루텐 성분이 들어가지 않은 음식을 주식으로 생활하게 되었다. 이 책에 소개된 레시피 중에서 글루텐 성분이 들어가지 않은 음식에는 글루텐프리, 즉, GF(Gluten Free) 표시가 되어 있다.

Recipe

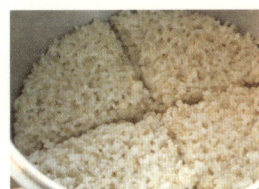 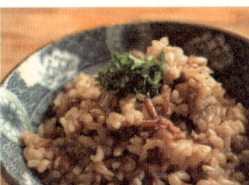

현미밥 짓기 GF

재료

현미멥쌀 1컵, 현미찹쌀 1컵, 생수 2+1/2컵(압력솥에 현미쌀을 넣고 물을 부어 물이 손등 뼈까지 오는 정도의 양), 천일염 한 꼬집 또는 우표 크기의 다시마 1조각

만드는 법

1. 현미는 쌀겨가 부서지지 않도록 부드럽게 물에 씻어준다. 가볍게 비벼 씻기를 3~4차례 정도 반복한다.
2. 잘 씻은 현미는 생수에 30분 정도 불린 후 압력솥에 밥을 한다. 천일염 한 꼬집을 넣고, 뚜껑 없이 센 불에서 약 5분 정도 끓이고, 뚜껑을 덮어 약한 불에서 20분 정도 익힌다.
3. 김이 다 빠질 때까지 기다렸다가, 안전하게 뚜껑을 연다. 나무주걱으로 밥솥 가장자리로부터 밥을 분리하고, 십자 모양으로 밥을 4등분한다.
4. 밥알 사이에 공기가 들어가 푸슬푸슬해지도록, 4등분한 밥을 뒤집어 섞는다. 이렇게 밥을 퍼야 밥맛이 좋다.

tip

★ **현미밥을 맛있게 짓는 비법**
1. 현미멥쌀과 현미찹쌀을 1:1로 섞어 짓는다.

2. 여름이라면 4~5시간, 겨울에는 8시간 정도 쌀을 불려준다(다소 번거롭다면 전기밥솥의 예약 기능을 이용한다).
3. 압력밥솥을 이용하면 확실히 밥맛이 더 좋다(압력밥솥은 약 30분 정도만 미리 불리면 된다).
4. 밥물을 충분히 잡는다. 현미는 속껍질 부분에서 물을 많이 흡수하기 때문에 백미로 밥을 지을 때보다 더 많은 양의 물을 넣어야 한다. 충분한 물은 현미의 거친 질감을 부드럽게 만들 수 있다.
5. 적어도 50번 이상은 씹어 먹는다. 현미의 영양성분 중 70% 이상은 쌀눈에 들어있는데 최소 30번 이상 씹어야 쌀눈이 부서져 소화가 잘 되고 맛도 좋아진다.
6. 천일염 한 꼬집을 넣어준다. 맛도 좋아지지만, 현미 안에 들어있는 효소의 활성화에 도움이 된다).
7. 현미는 자연의 상태를 그대로 유지시킨 살아있는 쌀이다. 적당히 먹을 만큼의 쌀을 사서 소진하고 장기간 보관은 피하도록 한다.
8. 자연과 농부들에게 감사함을 갖고, 맛있게 먹을 수 있는 만큼만 먹자. 과식은 음식 본연의 맛을 떨어뜨리고 건강에도 좋지 않다.

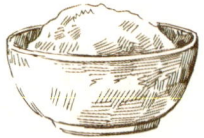

macrobiotic

오독오독 건강이 씹히는 소리,
현미 호두 주먹밥

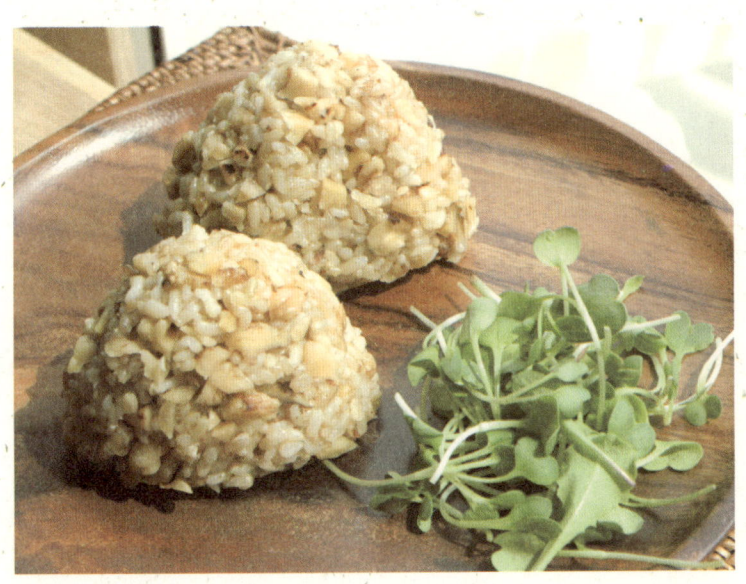

숨을 몰아쉬면 입김이 하얀 입김이 불어나오는 계절, 겨울. 겨울은 두려움과 용기의 감정을 동시에 갖게 한다. 볼이 얼싸할 만큼 차가운 공기에 몸도 마음도 잔뜩 움츠러들지만, 한편으론 여느 계절보다도 맑고 청명한 햇빛 앞에 모든 감각이 살아난다. 겨울이 되면 정신은 오히려 더 또렷해지고, 내 안에 깊은 열정이 봄을 향해 조금씩 샘솟고 있음을 느낀다. 이렇듯 겨울이 있어, 봄이 더 설레고 간절해지는 것은 자연의 이치다. 하지만 건선을 앓던 예전에는 겨울은 그저 춥고, 어둡고, 아픈 계절이었다. 늘 건조한 날씨 탓에 건선의 증세가 심각해져서 스테로이드 연고를 평소보다 배로 사용해야 했고, 피부는 점점 더 연약해져 생명력을 잃는 때가 바로 겨울이었다.

그때는 이 혹독한 시간이 어서 끝나길 바랄 뿐, 겨울이 주는 의미와 에너지에 대해 이해하지 못했다. 물과 햇빛, 자연의 음식으로 몸과 마음을 치유했던 자연 치유 과정 이후에야 비로소 사계절이 가진 에너지와 의미를 이해할 수 있었다. 모든 것에는 존재의 이유가 있음을, 성장하고 정진하기 위해서는 휴식을 취하는 시기가 반드시 필요하다는 것을, 그래서 겨울은 우리에게 깊은 휴식과 명상, 원기를 회복해주는 계절이란 것을 깨닫게 되었다.

겨울은 조용하고 평화로운 시기다. 집 안에서의 휴식과 머묾을 통해 보금자리가 주는 소중함을 깨닫고 참 나, 자아를 회복하는 데 집중할 수 있는 좋은 계절이다. 따뜻한 음식을 즐기고, 좋은 책을 읽고, 뜨개질, 글쓰기, 음악 감상 등 집 안에서 할 수 있는 활동을 좀 더 즐기며, 에너지를 비축해두는 시기이다.

그런 의미에서 찬바람이 불기 시작하면 음식을 조리하고, 먹는 일의 동선과 과정은 좀 더 간결하도록, 그러나 내용은 좀 더 따뜻하고 깊이 있게 겨울 밥상을 차린다. 겨울에 주식처럼 자주 먹는 음식 중 하나가 바로 현미 호두 주먹밥이다. 들어가는 재료는 현미밥과 잘 볶은 호두뿐이어서 간편하다. 점심에 간단하게 요기를 할 요량이라면 새로 밥을 짓고 할 것 없이 아침나절에 먹고 남은 현미밥으로 현미 호두 주먹밥을 만들어 먹는다.

견과류 볶는 냄새, "오도독" 하고 호두 씹히는 소리에 몸과 마음은 저절로 따뜻해진다. 우리 땅에서 나고 자란 호두를 구해서 물에 잘 씻어 먼지를 제거하고 키친타월에 다독여 물기를 잡는다. 그러고는 기름 없는 팬에 호두를 노릇하게 볶아낸다. 적당히 노릇해지면 나무도마에 호두를 올리고 아작아작 씹힐 만한 크기로 먹기 좋게 썰어준다.

오전에 만든 현미밥이라면 살짝 데워 새콤달콤한 단촛물과 볶은 호두를 넣고, 나무주걱으로 골고루 잘 섞어준 다음, 양손으로 주먹밥을 만든다. 연하게 탄 소금물을 조금씩 적셔가며 동글동글 주먹밥을 빚으면 밥이 손에 붙지 않아 좋고, 비닐장갑을 쓰지 않아도 되니 좋다. 단순한 주먹밥이지만 고소한 호두와 현미, 단촛물이 조화롭게 어울려 맛깔 난다.

꼭 겨울이 아니더라도 일정이 바쁠 때는 간단히 현미 호두 주먹밥을 만들어 깨소금을 조금 뿌리고 맑은 된장국 한 그릇과 채소피클을 곁들여 점심을 먹는다. 또, 이른 아침을 먹어야 하거나 가까운 곳으로 나들이 갈 때 도시락으로 싸기에도 간편하다. 오늘 나의 건강하고 소박한 자연식 밥상이 자연과 우리를 좀 더 가까워지게 해줌을 느끼며, 몸과 마음을 풍요롭게 채워본다.

호두의 효능

호두에는 오메가3, 단백질, 피토케미컬, 비타민과 무기질, 비타민E, 호두 섬유질 등 양질의 영양소가 함유되어 있다. 우리의 뇌 모양과 닮아 있는 호두는 생김새처럼 뇌를 보호하는 기능을 하고, 망막과 뇌 작용의 발달에 도움이 된다. 오메가3 지방산이 들어있어 뼈 건강에도 이롭고, 인슐린 분비 수치를 유지해줘 당뇨병에 좋다. 또한 콜레스테롤 수치를 낮춰주므로 다이어트에도 도움이 된다. 이외에도 관상동맥과 관련된 심장병, 뇌졸중, 중풍 등의 발작, 유방암, 결장암, 전립선암을 예방하며 심장 건강에도 좋다.

견과류가 건강에 이롭다는 건강 정보가 확대대면서 가히 견과류는 웰빙 시대의 필수식품이 되었다. 보통 하루에 약 25g 정도의 견과류를 권하는데, 오히려 너무 많은 양의 견과류는 위장에 부담이 되기 때문이다. 자연 치유식으로 견과류를 먹을 때는 부식으로써 지방산을 채우도록 하며, 되도록 우리 땅에서 나는 호두, 잣, 황율 등의 견과류를 섭취하는 것이 좋다.

수입 견과류인 피칸, 캐슈너트, 마카다미아, 피스타치오 등은 열대지역에서 재배되고, 극음성의 성분을 지니고 있어, 우리나라와 같이 사계절이 존재하는 온대성 지역 사람들의 건강에는 이롭지 않다.

Recipe

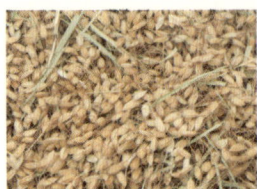
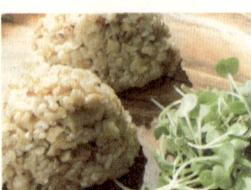

현미호두주먹밥

재료(주먹밥 약 10개 분량)

현미멥쌀 1컵, 현미찹쌀 1컵, 호두 85g, 단촛물(식초 2큰술, 메이플시럽 2큰술, 물 1큰술, 천일염 1작은술)

만드는 법

1. 현미를 30분 정도 미리 불린 후 압력솥에 밥을 한다(현미밥을 맛있게 짓는 방법은 29쪽을 참조하자).
2. 밥이 지어지는 동안 준비된 재료를 섞어 단촛물을 만들어 놓는다.
3. 호두를 물에 잘 헹군 후, 팬이나 오븐을 이용해 물기 없이 노릇해질 때까지 고소하게 굽는다. 구운 호두는 씹히는 맛이 느껴질 만큼 적당하게 다져준다.
4. 열을 식힌 현미밥에 다진 호두와 단촛물을 넣고 섞어 주먹밥을 만든다.

tip

★ **주먹밥을 만들 때 주의사항**
따로 대접에 소금물을 만들어놓고, 양손에 적셔가면서 주먹밥을 만들면 밥알이 붙지 않는다.

macrobiotic

건강한 자연의 감칠맛을 담아,
통밀 채소 파스타

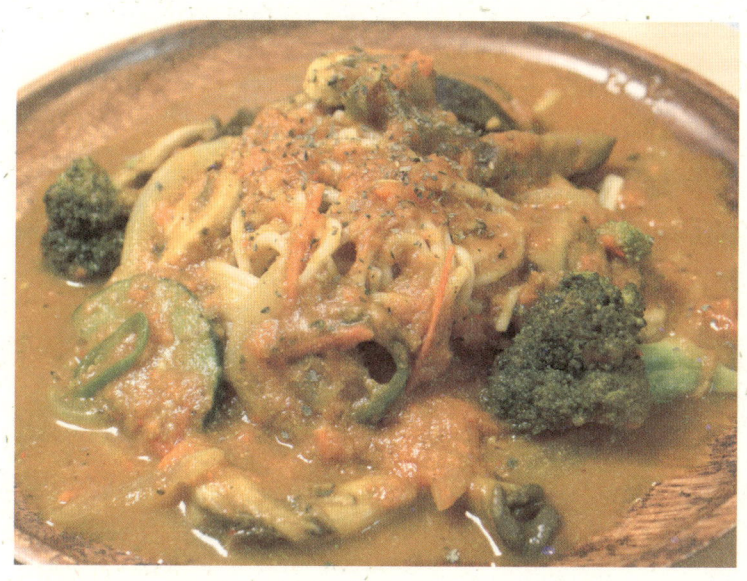

언젠가부터 친구와의 약속, 연인과의 데이트 코스에 빠지지 않고 등장하는 메뉴가 있으니, 바로 파스타다. 특히 여성들 중에는 파스타를 싫어하는 사람을 찾기가 더 힘들 정도다. 그만큼 파스타가 대중화된 인기 메뉴로 자리 잡은 셈이다. 나로 말하자면 파스타 맛있다는 집은 먼 거리도 고사하고 찾아다닐 정도로 파스타를 좋아했다. 기다란 면을 포크로 돌돌 말아 스푼에 얹어 입에 넣으면, 감칠맛 나는 소스 맛이 오일과 함께 감돌아 금세 기분을 좋게 만들었다.

채식을 시작했던 초반에는 재료에 크게 구애받지 않고 파스타 요리를 즐겨 먹었다. 그러다 마크로비오틱을 만나면서 파스타를 만드는 재료에 대해 좀 더 꼼꼼하게 관심을 기울이게 되었다. 마크로비오틱은 기본적으로 토마토, 가지, 감자, 고추 등의 가지과 작물을 잘 사용하지 않는다. 마크로비오틱 과정 중 파스타를 배울 때에도 토마토나 고추, 가지를 써본 적이 없다. 보통의 경우 의문점이 생길 것이다. 건강에 좋다는 토마토와 가지 같은 채소들을 왜 쓰지 않는 것일까?

내 경우에는 만성 질환이었던 건선 치유 과정에서 가지과 작물의 섭취를 조심해야 한다는 점을 익히 알고 있었다. 이유는 가지과 작물에 솔라닌이라는 유독한 성분이 있어 염증 증세를 유발할 수 있기 때문이다. 감자에 싹이 나면 꼭 제거하고 먹어야 하는 이유도 솔라닌 성분의 유독성 때문이다. 마크로비오틱의 섭생은 음양의 조화, 중용의 정신을 강조하는데, 가지과 작물들은 산성식품이어서 잘못 쓰일 경우 음식의 균형을 깨뜨릴 수도 있기에 잘 사용하지 않는다.

그렇다고 해서 토마토나 가지를 절대 먹지 말라는 의미는 아니다. 마크로비오틱은 모든 것을 포함하되 건강하고 조화롭게 살아가는 생활방식이기에, '해서는 안 된다 must not'의 사고방식이 아닌, '가급적 지양한다 Should not'가 어울린다. 때문에 마크로비오틱의 기본과 정석을 가르치던 학교에서 공부할 당시에는 한 번도 써본 적이 없는 식재료지만, 경우에 따라서 제철, 제 땅에서 자라난 가지과 작물이라면 섭취할 수 있다고 본다. 산성, 알칼리성 성분의 음식을 균형 있게 먹는 것은, 결국 음과 양의 조화, 자연과의 조화를 추구하는 셈이기 때문이다.

'나와 내 가족을 위한 진정한 자연식 밥상은 무엇일까?' '어떻게 먹어야 자연과의 조화를 유지할 수 있을까?' 텔레비전 건강 프로그램에서 "토마토에는 비타민이 많아서 피부 건강에 좋다"라고 방영되는 날이면 마트에 토마토가 동이 나는 대한민국에서는 한 번 더 생각해볼 만한 중요한 문제다. 우리의 밥상 또한 하나의 트렌드처럼 유행에 따라 살아가는 현실이기 때문이다. 이런 면에서 봤을 때 마크로비오틱으로 해석한 '통밀 채소 파스타'는 우리의 삶에 좋은 방향을 제시해줄 수 있다고 본다.

도정된 밀가루 식품을 섭취하면 단순 탄수화물 중독 증세가 나타난다. 단순 탄수화물은 우리에게 꼭 필요한 비타민, 무기질 등의 영양소가 정제되어 소멸된 상태여서 체내지방으로 축적되고, 장내에 찌꺼기로 쌓여 체내에 독소를 만든다. 무엇보다 GI수치가 높아 비만의 주범으로 작용한다.

이에 반해 정제하지 않은 통밀은, 정제된 밀에 비해서 식이섬유 함량이 6배 이상, 칼륨은 3배 이상이며, 각종 비타민과 무기질이 풍부해 식이조절 및 치유식에 좋은 재료로 쓰인다. 식이섬유는 장의 운동을 촉진해 배변 활동에 도움을 주고, 혈당을 조절해준다. 여기에 마그네슘, 망간, 셀레늄, 비타민B, 비타민E 등의 미량원소 함유가 현미보다도 높다. 또한 지방과 탄수화물의 대사를 조절해줘, 각종 성인병과 대사질환에 좋으며, 항산화작용을 해 암 치유식으로도 좋다. 통밀을 섭취할 때는 되도록 곡물 자체로 먹는 것이 좋으며, 분쇄한 밀가루 제품은 통밀가루로 대체해서 먹는 것이 좋다.

건강을 위하면서도 맛도 좋은 통밀 파스타가 먹고 싶어도, 대부분의 레스토랑에서는 통밀 또는 현미로 만든 파스타를 찾아보기 힘든 게 현실이다. 여기에 파스타의 맛을 결정하는 소스가 대부분 토마토소스나 유제품으로 만드는 크림소스가 주를 이루고 있기에 파스타를 좋아하

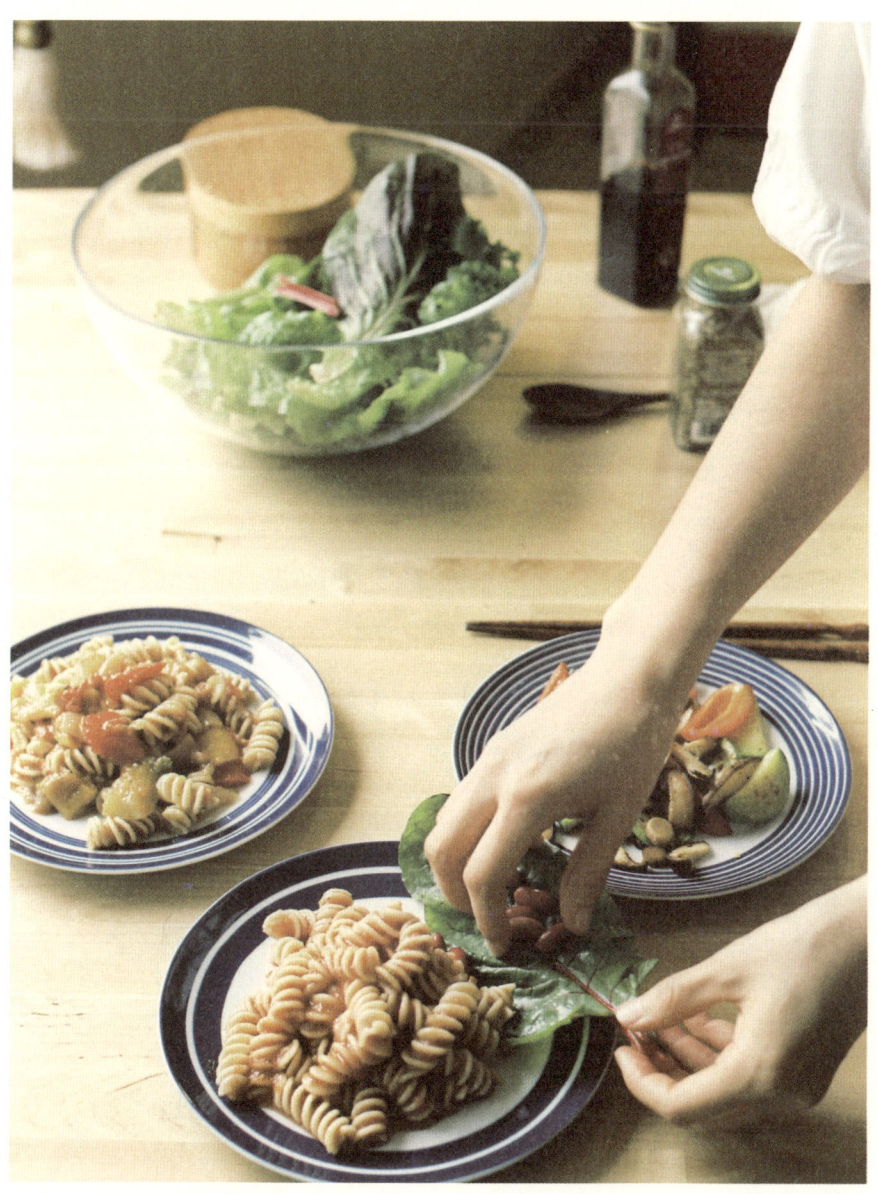

면서도 건강식으로 느껴본 적이 없었다. 그러다 마크로비오틱 통밀 채소 파스타를 만나면서, 건강하면서도 맛있게 즐길 수 있는 파스타의 가능성을 보았다.

　　마크로비오틱 통밀 채소 파스타는 우선 통밀 또는 현미로 된 면을 사용한다(글루텐 성분에 민감할 경우에는 특히나 현미로 만든 파스타가 좋지만, 아직 한국에서는 구하기가 쉽지 않다. 현미 파스타의 경우 현재까지는 주로 '아이허브(www.iherb.com)' 온라인 쇼핑몰에서 구매 대행으로 구입하고 있다). 파스타를 골랐다면 채소 소스를 만들 차례. 소스의 주재료인 당근과 단호박을 썰어 식초를 넣고 갈아주면 토마토소스와 비슷한 색이 나며 채소 자체의 단맛이 살아있는 소스가 만들어진다. 건강한 자연의 감칠맛이 담긴 소스인 셈이다. 여기에 양파, 애호박 또는 주키니, 양송이버섯, 브로콜리, 마늘을 썰어 올리브오일에 살짝 볶고, 채소 소스를 넣는다. 간장, 천일염으로 간을 맞추고, 바질 또는 타임과 같은 허브 가루도 적당히 뿌려주면 마크로비오틱 통밀 채소 파스타가 완성된다. 간단하면서도 가볍다. 무엇보다 기름진 면 요리를 먹은 후 속이 더부룩한 느낌이 전혀 없다.

　　2007년에 개봉한 애니메이션 영화 〈라따뚜이〉는 프랑스 파리를 배경으로 한 요리 영화다. 이 영화는 절대미각, 빠른 손놀림, 열정과 재능으로 프랑스 최고의 요리사를 꿈꾸는 생쥐 레미가 재능 없는 견습생

링귀니와 함께 좌충우돌 성장하는 요리 세계를 다루고 있다. 영화에 등장하는 색색의 음식들 중 단연 하이라이트라 할 수 있는 음식은 영화 제목에서도 드러나듯 '라따뚜이ratatouille'다.

라따뚜이는 프랑스의 프로방스 지방에서 즐겨먹는 전통적인 채소 스튜로, 가지, 토마토, 피망, 양파, 호박, 마늘 등의 여러 가지 채소, 허브를 올리브유에 볶아서 만든다. 주 요리에 곁들인 반찬처럼 먹거나, 감자와 빵을 곁들여 간단한 식사로 먹는 음식이다. 제철 채소로 누구나 만들 수 있는 소박하지만 맛 좋은 요리 라따뚜이. 영화 속에서 어떻게든 생쥐 레미의 정체를 밝혀내려던 냉혈한 요리 평론가는 레미가 만든 라따뚜이를 먹고 어렸을 적 추억에 잠긴다. 고향에서 어머니가 만들어주던, 가장 평범하면서도 맛있었던 라따뚜이를 먹으며 그는 울컥하고 만다. 이 장면 속 요리 평론가는 진심으로 행복해 보였다.

영화를 보면서 '채소 파스타'를 처음 먹었을 때가 생각났다. 파스타 면을 돌돌 말아 입속으로 쏙 넣어 한입 먹는 순간, 오랜 시간 굳게 닫혀져 있던 마음의 빗장이 열리고 따스한 햇살이 스며들 듯 따뜻한 기분이 들었다. 사람에게 이로운 음식이 이런 것이 아닐까? 오랜 아픔, 슬픔을 어루만지고 영적으로, 정신적으로, 육체적으로 이롭게 하는 음식.

자연에서 얻은 재료로 군더더기 없이 소박하게 담아내는 조화로운 음식에는 값비싼 레스토랑 음식에 견줄 수 없는 가치와 정성, 그리고 사랑이 담겨 있다. 따뜻한 시골의 향취가 감도는 듯 건강한 통밀 채소 파스타 한 끼는 내게 미슐랭가이드에 수록된 별 다섯 개 레스토랑의 그 어떤 요리보다도 으뜸으로 다가온다.

GI수치란?

탄수화물이 몸 안에서 당으로 바뀌어 핏속으로 들어가는 속도를 나타내는 것으로, 이 속도가 낮을수록 인슐린 분비가 적어 살이 찌지 않는다고 하여 다이어트 등에 활용되고 있다.

Recipe

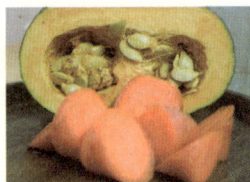 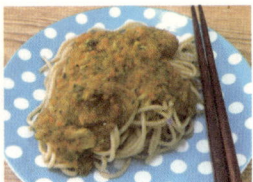

통밀 채소 파스타

재료(4~5인분)

통밀 파스타 또는 현미 파스타, 채소 소스(주사위 모양으로 썬 당근 3컵, 주사위 모양으로 썬 단호박 2컵, 생수 2~3컵, 천일염 한 꼬집, 현미식초 1작은술)
양송이버섯(혹은 느타리, 새송이버섯) 1컵, 채 썬 양파 1컵, 주키니 또는 애호박 1/3개, 브로콜리 적당히, 올리브오일 1큰술, 마늘 2~3쪽, 간장 적당량, 타임, 바질 등의 허브가루 적당량

만드는 법

1. 팬에 당근과 단호박, 물, 천일염, 현미식초를 넣고 중불에서 20분 정도 끓인다.
2. 끓인 당근과 단호박을 요리한 물과 함께 푸드프로세서에 갈아준다.
3. 팬에 올리브오일을 두르고 양파, 버섯, 애호박, 브로콜리, 마늘을 넣고 약 5분 정도 볶아준다.
4. 미리 준비한 채소 소스를 넣어 함께 볶는다.
5. 타임, 바질을 뿌리면서 되직하게 볶는다.
6. 취향에 따라 간장을 추가해도 좋다.
7. 소스를 만드는 중후반쯤 파스타 면을 물에 삶아 준비한다. 삶은 면에 올리브오일을 섞어 두면 면이 식어도 불거나 엉키는 것을 방지할 수 있다.

Tip

★ 탱글탱글하게 면 삶기

1. 충분한 물에 소금을 넣고, 약 10분 정도 삶아준다.
2. 잘 삶아진 파스타를 찬물에 헹군 다음, 적당량의 올리브오일에 비빈다.

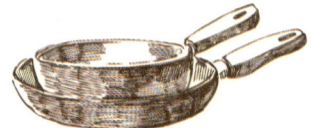

macrobiotic

자연에 가장 가까운 단맛을 만나다,
현미 단호박죽

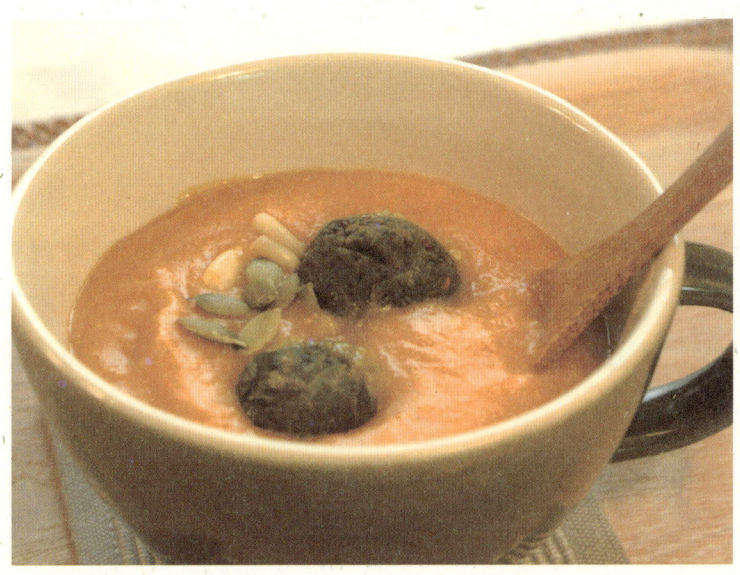

10월은 내게 할로윈데이 Halloween Day 의 추억으로 기억되는 달이다. 할로윈데이는 영국 등 북유럽과 미국에서 매년 10월 31일 귀신 분장을 하고 치르는 큰 축제일이다. 원래는 기원전 500년경 아일랜드 켈트족의 풍습인 삼하인 Samhain 축제에서 유래되었다고 한다. 그래서일까, 예전 아일랜드에서 생활하던 시절을 떠올리면, 할로윈데이는 내게 그 어떤 날보다도 특별하게 기억된다. 집집마다 할로윈데이를 기념하는 장식이 매달려 있고, 노란색, 주황색으로 가득한 호박 요리의 향기와 재밌고 특이한 할로윈 복장들. 문을 두드리면서 초콜릿과 사탕을 달라고 소리치던 밝고 해맑은 아이들의 웃음소리가 떠올라 10월이 되면 아일랜드가 몹시도 그리워진다.

요즘 한국에서도 젊은 세대를 주축으로 할로윈데이를 기념하는 파티나 모임들이 늘어나고 있다. 그런데 보통은 할로윈 복장으로 한껏 치장을 하고, 술을 마시며 신나는 음악에 몸을 맡긴 채 밤을 지새우는 파티가 주를 이룬다. 한편으로는 허무하다는 생각이 든다. 단순히 먹고 마시는 소비성 파티가 아니라, 이왕이면 소통이 되고 치유의 시간이 되면서 다 같이 즐길 수 있는 할로윈데이 파티가 된다면 얼마나 좋을까? 더 즐겁고 의미 있지 않을까? 이런 생각에서 시작해 마크로비오틱 할로윈데이 파티를 준비하게 됐다.

파티 음식은 우리 땅에서 자란 유기농 단호박을 활용해 여러 가지 치유의 음식을 준비하고, 따뜻한 차 한 잔, 그리고 심신의 안정을 돕는 향초를 준비했다. 좋은 음악과 이야기, 그리고 함께하는 사람들과의 소통과 교류를 떠올리니, 생각만으로도 몸과 마음이 따뜻해진다. 사실 샛노란 속살을 갖고 있는 단호박은 자연 그대로의 풍부한 단맛을 지니고 있어, 특별한 조리 과정 없이도 그 자체만으로 충분히 맛있다.

게다가 단호박은 영양가도 높고, 항산화작용을 돕는 비타민A, C, E도 풍부하게 함유하고 있다. 그리고 베타카로틴이 풍부하게 들어있어, 점막과 피부 저항력을 높여준다. 노화 방지는 물론 동맥경화 예방에도 효과적이다. 혈액순환도 원활하게 하기 때문에 냉증이나 어깨 결림도 완화해준다. 이외에도 암, 성인병, 감기 예방에도 좋다.

새삼 단호박에게 고마움이 느껴진다. 이런 복덩이 같은 단호박아! 우리나라 땅에서도 잘 자라줘서, 우리에게 건강한 먹거리를 제공해줘서 참 고맙다!

할로윈데이 파티 당일, 비가 내리고 나니 날씨가 한결 더 쌀쌀해졌다. 으스스한 몸과 마음을 따뜻하게 녹이고, 우리 모두의 건강과 웃음을 위한 단호박 요리를 준비해본다. 현미 단호박죽, 그릴에 구운 단호박, 단호박 그린샐러드, 디저트로는 단호박 몽블랑까지! 이름만 들어도 입

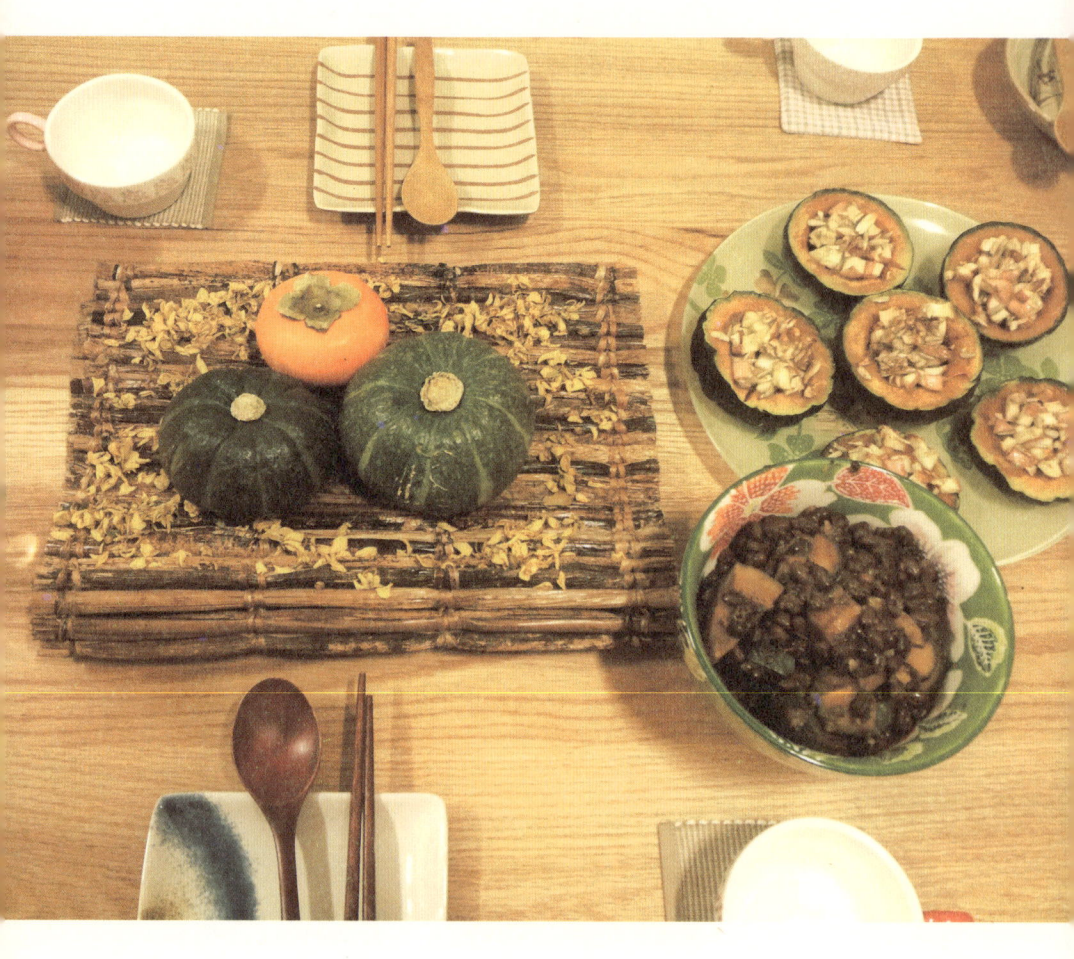

안이 달콤해진다. 그중에서도 가장 으뜸으로 꼽는 단호박 요리는 바로, 현미 단호박죽이다. 비주얼과 풍부한 단맛으로는 디저트 음식이 최고지만, 주요리를 먹기 전에 몸과 마음을 이완시켜주고, 입맛을 돋우는 식전 음식은 식탁의 꽃이라고 생각한다.

얼마 전 결혼 선물로 받은 강원도 화천의 유기농 단호박 한 박스도 기쁘고 감사한 마음을 더한다. 할로윈 파티를 앞두고 이보다 안성맞춤인 선물이 있을까? 귀엽고 앙증맞은 단호박들이 박스 안에서 빠끔히 얼굴을 내밀며 인사를 한다. 강원도 산자락에서 좋은 공기를 먹고 자란 단호박. 대지의 기운을 받고 자란 좋은 식재료는 왕성하고 건강한 에너지를 품고 있어서 음식을 먹는 사람들에게도 그 에너지가 고스란히 전이된다.

좋은 재료가 준비됐다면, 이제 만드는 이의 에너지와 사랑을 담아 음식을 만들 차례다. 요리법, 기술 등은 사실 크게 중요하지 않다. 음식을 만드는 그 순간에 우리의 기를 집중하고, 완성되어가는 과정에 진심을 담으면 된다. 정성을 담아 음식을 만들고, 그 음식을 먹는 소중한 사람들을 바라볼 때, 우주와 하나가 되고 자신 안에 내재되어 있던 무한한 가능성과 사랑이 가득 찬 순간을 만나게 될 것이다.

그런 음식은 현미 단호박죽처럼 단순할수록 더 좋다. 보통의 호박죽엔 찹쌀가루와 설탕이 추가된다. 그러다 보니 전통찻집이나 음식점, 그리고 시중에 판매되는 가공식품까지 요즘의 호박죽은 달아도 너무 달다. 호박 자체의 단맛도 충분한데, 설탕, 시럽 등을 추가해 가공된 단맛을 제공하는 것이다. 몇 숟갈 먹으면 단맛에 물려 먹지 못할 정도이니, 우리들의 입맛이 점점 본연의 맛에서 멀어지지 않을까 안타까운 마음이 든다.

단호박죽과 같은 전통 음식도 서구화된 맛으로 변형되어 간다면, 우리의 전통 밥상의 맥이 사라질 수 있다. 그래도 최근에는 먹거리의 오염 문제가 많은 사람들의 입에 오르내리고 있다. 바른 먹거리를 살리기 위해 모두가 힘쓴다면 재료 자체의 담백함에도 충분한 맛을 느낄 수 있을 것이다. 이 일에 우리 아이들의 미래와 행복도 깊이 연관돼 있다.

자, 그렇다면 우리의 입맛을 되살려보자. 현미가루, 단호박, 약간의 천일염, 호박씨, 물이면 재료는 충분하다. 영양이 풍부한 단호박을 폭신하게 삶는다. 노란 속살과 껍질은 분리시키고, 분리한 껍질에는 건포도를 넣고 으깨서 옹심이를 만든다. 호박죽에는 현미가루를 넣어줌으로써 영양을 더하고 맛도 더한다. 설탕은 필요 없다. 한 꼬집의 천일염이면 단호박죽의 맛은 균형감을 갖는다.

죽을 쑬 때는 너그럽고 정성스런 마음으로 천천히 쑨다. 다른 생각은 내려놓고 오롯이 죽을 쑤는 그 시간은 어떤 시간보다도 평화롭다. 부드럽고 고운 단호박죽에 껍질로 만든 옹심이를 넣고, 호박씨 몇 개를 고명으로 얹으면 자연을 통째로 담은 단호박죽이 완성된다. 껍질, 씨까지 다 활용해서 영양과 맛을 골고루 챙겨본다. 음식쓰레기도 줄어들어 주방은 더 청결해지고, 자연과의 조화도 지속된다. 누구나 손쉽게 재료를 구하고 만들 수 있는 음식, 생활 속에서 얼마든지 실천할 수 있는 음식, 모두가 함께하는 파티에서 사람들의 몸과 마음을 따뜻하게 어루만질 수 있는 음식이 바로 마크로비오틱이다.

    마크로비오틱 할로윈 파티, 노랗고 노란 달콤하고 따뜻했던 순간과 추억, 거기에는 현미 단호박죽이 있었고, 정겹고 따뜻한 음식이 있었고, 사람냄새 폴폴 나는 이야기와 웃음이 있었다. 서로에게 치유의 에너지를 나눠주며, 참가했던 아홉명 모두가 하나 된 파티, 우리 마음속에 오래도록 좋은 시간으로 추억될 것이다. 그리고 그 마음을 기억하며, 조화로운 삶을 지속해나갈 것이다.

Recipe

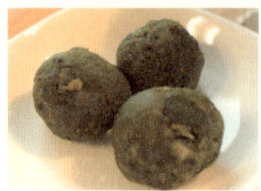 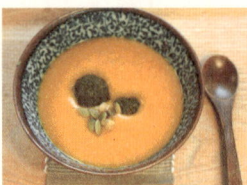

현미 단호박죽 GF

재료(2인분)

★ 단호박죽
중간 크기의 단호박 1통, 현미가루 1큰술, 물 4~5컵 정도, 천일염 1/4 작은술, 호박씨 6~8개, 단호박 씨, 잣

★ 단호박 껍질 옹심이(옹심이 4개 정도 분량)
단호박 껍질 으깬 것, 잘게 썬 건포도 1큰술

만드는 법

1. 단호박을 잘 씻어, 반으로 자른 후, 숟가락으로 씨를 발라내고, 적당히 조각을 내어 찜기에 찐다.
2. 어느 정도 껍질이 부드러워진 상태의 단호박을 찜기에서 꺼내, 칼로 껍질을 벗겨 단호박 속살과 분리한다. 벗긴 껍질은 버리지 말고, 옹심이를 만드는 데 쓴다.
3. 냄비에 껍질을 벗긴 단호박을 넣고, 분량의 물과 현미가루, 천일염을 넣은 후 나무주걱으로 잘 저어가며 죽을 끓인다.
4. 분리한 단호박 껍질은 나무숟가락 등을 사용해 으깨고, 다진 건포도와 함께 섞어 동그란 볼을 만들어 호박죽에 옹심이로 넣어준다.

macrobiotic

건강하게 식재료를 대체하는,

현미 두부 김밥, 채소롤, 현미떡롤

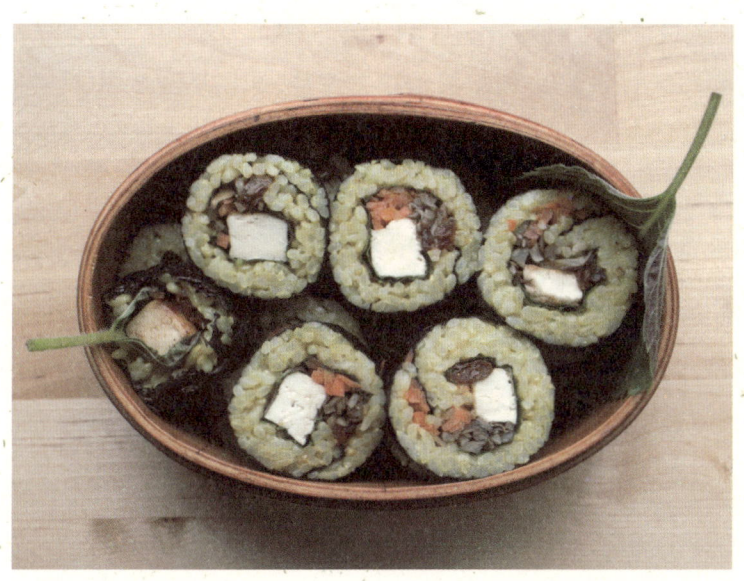

소풍하면 가장 먼저 떠오르는 음식, 도시락에 언제나 함께하는 친구인 김밥. 요새는 전문점이 많이 들어서 남녀노소 모두가 즐길 수 있는 국민음식이 되었다. 그런데 집에서 어머니가 손수 말아주는 김밥 한 줄이면 맛있고 건강한 한 끼를 먹을 수 있던 것도 이제 다 옛말이다. 집에서 만드는 김밥에도, 김밥 전문점에서 파는 김밥에도 사람에게 이롭지 않은 재료들을 많이 쓴다. 노란 단무지, 인스턴트 햄, 저 품질의 계란……. 화학성분투성이의 가공식품들을 보노라면 과연 우리 아이들에게, 그리고 사랑하는 가족과 함께 먹을 수 있는 음식인가 싶다.

마크로비오틱을 배우고 난 이후로 식료품을 구매할 때마다 식품성분 표시를 유심히 살펴본다. 김밥 속에 들어가는 노란 단무지, '무가 어떻게 저렇게 노랄 수 있을까?' 의구심이 생긴다. 식품성분 표시를 보니, 소르빈산칼륨(합성보존료), 사카린나트륨(합성감미료), L-글루타민산나트륨(향미증진제), 빙초산(합성식초), 아황산나트륨(산화방지제), 치자황색소(천연색소), 정제수, 정제소금, 구연산, 무……. 어려운 화학용어 같은 첨가제가 참 많이도 들어있다. 사람이 먹을 무에 대체 무슨 일이 벌어진 걸까? 언제부터인가 김밥의 필수재료가 된 단무지의 진실에 대해 이제 외면하지 않을 수 없다.

보통의 김밥에는 공식처럼 흰 쌀밥, 단무지, 햄, 계란이 들어간다. 마크로비오틱을 배웠던 미국의 마크로비오틱 학교에서 김밥을 자주 먹게 되면서, 우리의 김밥 공식이 하나의 편견에 지나지 않는다는 생각이 들었다. 쿠시 학교의 김밥은 정말 간소하다. 현미밥에 당근, 무, 잎채소가 주로 들어가고 때에 따라 한두 가지의 채소가 추가되거나 변경되는 식이다. 처음에는 감사한 마음으로 맛있게 먹었지만, 점점 그곳의 생활에 익숙해지면서 한국식 김밥이 너무도 그리웠다. 참기름과 깨소금으로 밑간을 한 밥에 색색의 다양한 재료가 들어간 김밥이 말이다.

아무래도 마크로비오틱은 일본 음식의 영향을 많이 받아서 음식의 이름, 종류, 식재료 등에서 일본의 색이 많이 느껴진다. 물론 여러 가지 다양성을 배우는 면에서는 좋았지만, 한국에 돌아가면 좀 더 우리에게 적합한 식재료와 전통음식을 활용해서 한국식 마크로비오틱을 연구해야겠다는 마음을 품었다. 마크로비오틱의 음식철학과 미국 마크로비오틱 학교에서의 배움을 기본으로, 평소 먹던 김밥을 건강하게 변주해본다.

먼저 현미멥쌀과 현미찹쌀을 1:1의 비율로 섞어 밥을 짓는다. 이때 강황가루 1작은술, 천일염 한꼬집을 넣고 밥을 지어주면 좋다. 강황가루에는 몸에 좋은 다양한 성분들이 함유돼 있어 단순히 카레뿐만 아니라 다른 요리에도 두루 활용하면 좋다. 강황가루에 포함된 커큐민은 암을 억제해주면서 간의 알코올 분해 능력을 도와줘 숙취해소에도 도움을 준다. 그리고 강황가루에는 항균, 살균 작용을 해서 염증을 완화시켜

주는 투메론 성분도 들어있다. 강황가루는 특히 여성들에게 좋은데, 출산 후 발생할 수 있는 생리통이나 생리불순, 무월경 증상 개선에 효능이 좋으며, 유방암 예방에 좋다. 또한 a-크루크멘 성분이 풍부하여 관상동맥, 고혈압 등의 혈관계질환 예방에도 좋다. a-크루크멘 성분은 담즙 생성을 촉진시켜 콜레스테롤을 많이 사용하게 하기 때문에 인체의 콜레스테롤 소비가 증가해 혈관계 질환에 직접적인 치유가 된다.

  밥을 지을 때 넣는 천일염 한 꼬집은 밥맛을 좋게 하며 음양의 조화를 추구하는 데 도움을 준다. 참기름과 참깨, 천일염으로 밥의 밑간을 하고, 첨가제 범벅인 노란 단무지가 아닌 직접 담근 매실장아찌 또는 무無색소, 무無첨가제 무절임을 쓰고, 계란대신 두부를 길게 썰어 부치고, 우엉을 썰어 다시마, 조청, 집간장, 참기름을 넣어 졸이고, 당근을 채 썰고, 향긋한 깻잎을 깔고 김과 함께 말아주면 건강하면서 맛도 좋은 현미 두부 김밥이 완성된다. 그야말로 맛과 영양, 건강의 3박자를 고루 갖춘 김밥이다.

  한 번 만들고 난 이후로 현미 두부 김밥은 내게 주특기이자, 모두에게 사랑받고 나눌 수 있는 음식이 되었다. 김밥 속 두부를 보고 "이거 계란이에요?" 하고 묻는 사람들에게 참기름에 부친 두부라고 알려주면 다들, "와~ 두부가 이렇게 맛있구나" 하고 놀라곤 한다. 채식을 조금 부담스럽게 느꼈던 사람들도, 현미밥에 익숙하지 않았던 사람들도 직접 맛보고 나면 이내 현미 두부 김밥의 맛과 매력에 흠뻑 빠져버리는 것이다. 아무리 좋은 음식도 말로만 전달하는 것은 설교 아닌 설교가 될 수 있다. 백 마디 말보다는 맛있는 자연식 음식을 손수 요리해서 가족, 친구, 연인, 가까운 지인들과 나눈다면 '채식은 풀떼기 밥상'이라는 편견이 사라지고, 모두가 함께 건강한 식생활을 해나갈 수 있는 즐거운 나눔이 가능해진다.

  현미 두부 김밥을 자주 만들면서, 눈과 입을 즐겁게 하는 간편한 도시락 메뉴에 관심을 갖게 되었다. 아무래도 도시락이다 보니 식재료를 돌돌 말아 용기에 담는 편이 좀 더 다양하고 많은 음식을 담을 수 있었다. 물론 보기에도 예쁘니 금상첨화다. 그래서 현미 두부 김밥에서 김과 밥을 대체하여 녹색의 갖은 채소들을 속 재료로 채워 신선한 채소롤을 만들어봤다.

  먼저, 김의 역할을 해줄 너비가 넓은 녹색채소가 필요하다. 근대잎, 쌈채소, 호박잎 등이 적절하다. 다음으로는 속재료로 당근, 무, 파프리카 등의 채소를 준비한다. 생채소 그대로도 좋지만, 물에 살짝 데친 후 먹으면 소화하기 편해 속이 좀 더 편안하다. 채소를 30초~1분 이하로 가볍게 데치면 비타민 등의 영양소가 파괴되지 않고, 몸에 좋은 효소가 활성화되니 금상첨화다. 넓은 잎의 녹색 잎채소는 음의 성분이 좀 더 강하고 수분을 많이 담고 있어 여름철 채소롤과 잘 어울린다. 겨울철에는 연근, 우엉, 당근 등 몸을 따뜻하게 데워주는 뿌리채소를 활용해주면 음양의 조화를 이룬 건강한 채소롤을 즐길 수 있다.

한 가지 더 추가하자면 떡을 활용하여 색다른 도시락 메뉴를 만들 수 있다. 미국에서는 유기농 식품을 파는 마트에서 현미로 만든 냉동 모찌를 쉽게 구할 수 있다. 이 역시도 일본 식료품의 영향을 받은 재료인데, 수프에도 넣어먹고, 구워먹기도 하고, 다양한 요리에 적용할 수 있는 좋은 식재료다.

한국에는 상대적으로 현미로 떡을 만들어 파는 떡집이나 식료품점이 많지는 않지만, 요즘은 생협 같은 곳을 이용하면 찾을 수 있다. 또는 방앗간에 직접 현미를 맡겨 가래떡을 뽑아도 된다. 그냥 가래떡은 단순 탄수화물만 있는 백미와 진배없기에, 꼭 현미 가래떡을 사용해주는 게 좋다. 실제로 요리를 해보면 현미 가래떡이 훨씬 고소하고 맛있다. 현미 가래떡이 마련되면, 손가락 길이만큼으로 자르고 다시 반을 갈라 가래떡 한 쪽에 단면이 생기게 한다. 그리고 팬에 생 들기름이나 생 참기름, 현미유를 두르고, 중불에서 겉이 옅은 갈색이 될 때까지 굽는다.

잘 구워진 현미 가래떡은 가운데 부분만 김으로 말아준다. 이렇게 만든 현미떡롤은 간편하지만 참 맛있고 고소하다. 좀 심심하다는 생각이 든다면 무를 간 것에 집간장을 조금 섞어 고명으로 얹으면 현미떡롤과 조화를 잘 이룬다. 간단하면서도 맛과 영양은 고루 갖춘 훌륭한 음식이 된다.

바쁜 일상 속 우리들은 건강하게 한 끼니 챙겨먹는 일을 무심코 넘긴다. 아침은 편의점에서 파는 삼각김밥이나 샌드위치로 때우고, 점심은 학교나 회사 근처 식당에서 화학조미료가 듬뿍 들어간 각종 찌개류를 먹는다. 저녁에는 회식이다 모임이다 해서 치킨에 맥주, 삼겹살에 소주를 먹으며 매 끼니를 밖에서 먹고 생활하는 데 익숙해져 있다. 자신도 모르는 사이에 생겨버린 식습관 속에서 우리도 모르게 체내의 혈액은 탁해지고, 장에는 찌꺼기가 쌓인다. 원인을 알 수 없는 두통, 알레르기, 고혈압, 당뇨병 등의 질병은 사실 사소한 식습관에서 비롯된다.

조금만 신경을 써서, 하루 한 끼만이라도 건강하게 식사하는 습관을 길러보자. 집에서 간편하게 준비할 수 있는 건강한 도시락이 그 어떤 약보다도 좋은 보약이 된다. 바쁜 워킹맘일지라도 내 아이를 위한 도시락에 소홀해지지 말자. 매일의 식습관이 아이의 건강과 운명을 좌우할 수 있다는 자명한 사실을 늘 잊지 않기를 바란다. 좋은 과외선생님과 입시학원만큼 중요한 것이 아이의 건강한 육신이다. 건강한 육체에 건강한 정신이 깃들기 때문이다.

　　부모의 마음은 다 똑같다. 내 아이가 지, 덕, 체를 고루 갖춘 성인으로 성장하길 바라며, 아낌없이 투자하고 정성스러운 마음을 할애한다. 이제 그 마음을 조금만 우리의 밥상으로 돌리자. 평소에 어떤 음식을 먹고 생활했느냐는 그 아이의 성적은 물론이거니와, 인품과 인생을 좌지우지할 수 있다.

　　오늘날 많은 이들이 각종 화학조미료와 첨가제의 자극적인 맛에 취한 나머지 정신은 탁해지고, 육체는 허약해져 영육의 조화가 무너지고 있다. 욕망에 따라 취하는 향락적인 섭생은 순간적인 만족감이 있을 뿐, 결국은 스트레스와 질병의 부메랑으로 되돌아온다. 자, 그럼 이제 나와 내 가족, 그리고 내 아이들의 건강한 식습관을 위한 작은 실천으로 현미 두부 김밥을 만들어보자.

Recipe

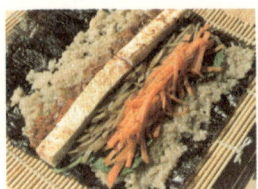 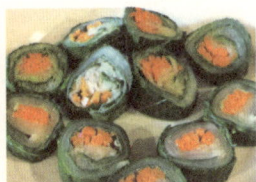 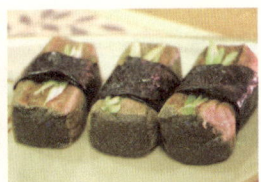

현미두부 김밥 GF

재료(김밥 8줄 분량)

현미멥쌀 2컵, 현미찹쌀 2컵, 김 8장, 깻잎 16장, 매실장아찌 또는 절임무(無색소, 無첨가제), 당근 1개 반, 길게 썬 우엉 8줄, 두부 2/3모, 들기름 2큰술, 참기름 1큰술, 적당히 갈아둔 통깨 2큰술, 천일염, 집간장 1큰술, 조청 2큰술, 현미유 적당량(두부 굽는 용도), 강황가루 1작은술(취향에 따라 사용)

만드는 법

1. 현미에 강황가루와 천일염 한 꼬집을 넣고 밥을 지어 준비한다.
2. 두부의 물기를 제거한 후, 적당한 굵기로 세로로 길게 썰어 현미유에 노릇하게 굽는다.
3. 우엉을 길게 세로로 썰어 들기름에 볶고, 어느 정도 익으면 집간장과 조청을 함께 넣어 조린다. 우엉을 졸이고 남은 소스에 두부를 살짝 굽는다.
4. 당근을 잘게 채 썰어 색이 선명해질 때까지 물에 데친다(약 2분 정도).
5. 매실장아찌 또는 무절임(한살림 등 생협에서 구매 가능)의 물기를 제거한다.
6. 지어둔 밥에 들기름, 참기름, 천일염, 통깨 적당히 간 것을 넣고 간을 보며 양념과 잘 섞이게 골고루 버무린다.
7. 김 위에 밥을 촘촘히 잘 펴고, 그 위에 김밥 1줄마다 깻잎 2장씩을 깔고, 채소와 두부를 넣어 김밥을 말아준다.

채소롤 GF

재료(2인분)

쌈 배추(또는 배춧잎) 4장, 적 근대 잎 4장, 양배추 4장, 채 썬 당근 적당량(약 1/2컵), 독일식양배추절임(sauerkraut, 양배추를 채 썰어 천일염에 절여 놓은 일종의 피클) 적당량(약 1/2컵)

만드는 법

1. 준비한 채소의 줄기에 두껍고 딱딱한 부분을 제거한다.
2. 당근은 채 썰어둔다.
3. 쌈채소, 근대, 양배추를 채소 잎 부분이 부드러워질 때까지 가볍게 데친다. 채소 잎은 밝은 녹색을 유지할 때까지 30초~1분 이내로 데치고, 채 썬 당근도 2분 정도 데친다.
4. 쌈채소 잎을 김밥말이에 올리고 그 위에 양배추 근대를 올린다. 롤의 폭을 따라서 독일식양배추절임 2~3작은술에 당근을 얹는다.
5. 김밥말이를 사용해서 롤을 만든다. 이때 초밥용 매트 안에 있는 채소들을 꽉 짜서 불필요한 물을 제거한다.
6. 롤을 한 입 크기로 잘라서 접시에 담아낸다.

현미떡롤 GF

재료

현미 가래떡 또는 현미 절편 3개, 김 3조각, 실파, 현미유, 간장소스

만드는 법

1. 팬에 현미유를 두르고, 현미 떡을 굽는다.
2. 현미 떡에 실파를 얹고, 김으로 말아준다.
3. 접시에 담아 먹고, 취향에 따라 간장소스를 찍어 먹어도 좋다.
4. 간장소스는 간장에 무즙 또는 무를 간 것을 넣고, 실파를 송송 썰어 넣어 만든다.

macrobiotic

깨 볶는 향취 속 소박한 반찬,
들깨 채소볶음

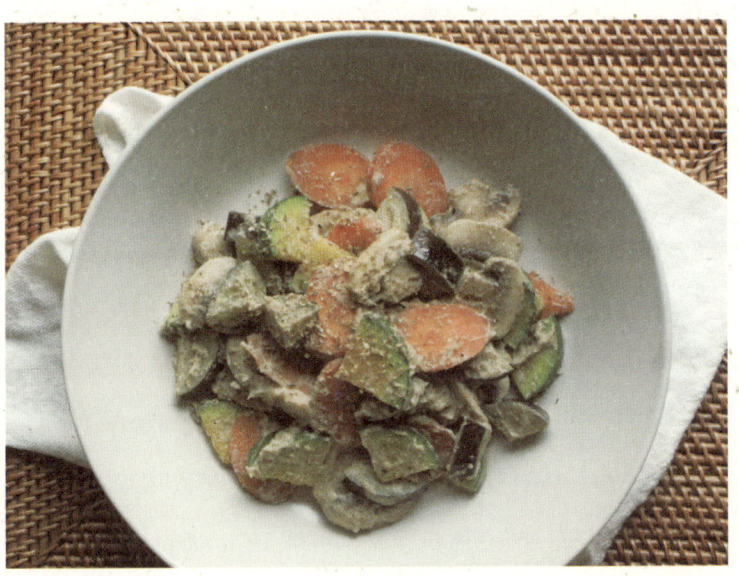

건선 자연 치유 여정 중 터키, 이스라엘을 거쳐 마지막 치유 여정 지였던 프랑스에서 있었던 일이다. 파리에서 3시간 정도 기차를 타고 몽펠리에 역에 내려, 다시 셔틀버스로 굽이굽이 산을 넘어 1시간 정도가 지났을까, 드디어 프랑스 남부의 작은 마을, 아벤느Avene에 도착했다. 남부지방이라 따뜻하리라 예상했던 것과는 달리 비가 부슬부슬 내리는 스산하고 추운 날씨였다. 한마디로 전혀 낭만적이지 않았다. 우산이나 우비, 점퍼 하나 없이 덩그러니 낯선 곳에 떨어진 것이다.

추위도 추위였지만 배가 너무 고팠다. 우선 허기부터 달래야 했다. 산중에 있는 작은 마을이다 보니 그 흔한 마트 하나 찾기가 어려웠다. 빗속을 뚫고 20분 넘게 걸으니 작은 상점 하나가 눈에 띄었다. 종류는 많지 않지만 몇 가지 채소와 과일, 그리고 쌀을 구할 수 있었다. 숙소로 돌아와서 신속하게 쌀을 씻고 밥솥에 얹어 취사버튼을 누른다.

밥은 얼추 마련됐지만, 이제는 반찬이 문제였다. 일단 상점에서 사온 가지, 주키니, 양송이버섯을 네모지게 썰어, 팬에 들기름을 두르고 볶아냈다. 혹시나 하는 마음에 가방에 쟁여져 있던 들깻가루를 두르고 간장, 천일염으로 간을 해 난생 처음 들깨 채소볶음을 만들게 됐다. 안타깝게도 현미 쌀이 없어 백미 밥을 지었지만, 들깨 채소볶음이 기대되어 두근거리는 마음으로 숟가락을 들었다.

한 입 먹고, '오호라 맛있는데…….' 그 뒤로 이어진 두 입, 세 입도 너무 맛있어서 그 자리에서 밥 한 그릇을 뚝딱 비웠다. 한국에서 들고 온 들깻가루가 2kg은 족히 넘을 것이다. 그동안 터키, 이스라엘에서는 생들깻가루를 한 숟가락씩 떠먹기만 했지, 직접 요리에 쓰지는 않았다. 요리를 할 수 있는 숙박시설이 아니었기 때문이다.

어머니는 평소에 들깨를 넣은 나물, 국, 찌개를 자주 해주셨다. 들깨가 얼마나 효능이 좋은지는 둘째 치고, 이미 많은 양의 식량으로 짐이 무거워져 한사코 두고 가겠다는 것을 반강제로 밀어 넣은 것이 이 들깻가루였다. 먼 타지에서 어머니의 향취를 느끼며 쓸쓸하지 않게 허기를 채우게 하려고 한사코 들깻가루를 챙겨주셨던 걸까? 갑자기 어머니 생각에 코끝이 시렸다.

그러고 보면 건선 치료를 위해 2개월 넘게 일광욕을 하면서도 피부 손상이 없고, 재생 속도 역시 빨랐던 이유 중 하나가 꾸준히 들깻가루를 섭취해줬기 때문이 아닐까 싶다. 들깨에 함유된 비타민E, F가 피부의 재생력을 높여줘 탄력 있고 건강한 피부를 유지할 수 있게 도운 것이다. 들깻가루와 함께한 채식식단으로 건선 완치는 물론이거니와 피부도 건강해졌고, 변을 보는 일이 편해져 몸이 가볍고 생체리듬이 좋아졌다. 생각이 여기까지 미치자, 먼 타국까지 와서 들깻가루와 들기름에 채소를 볶아먹는 수고 또한 번거롭지 않고 감사한 마음이 들었다.

　　내 몸에 찾아온 질병은 내게 고난과 역경의 또다른 이름이었고, 비록 나를 오랜 시간 힘들게 했지만, 그 과정을 통해 고난이 축복이 되는 삶을 경험했고, 감사와 긍정의 힘을 배웠다. 심장이 생동하는 소리에 귀 기울이게 되고, 내면의 울림을 따를 수 있게 된 것이다. 더불어 "내가 먹는 것이 곧 나를 형성한다"는 큰 교훈을 얻으며, 먹고 생활하는 것에 대한 깊은 자아성찰을 할 수 있었다.

　　나와 비슷한 또래의 젊은이들은 하고 싶은 대로, 있는 대로, 먹고 싶은 대로만 사는 데 익숙하다. 나 역시 그러했다. 그저 입을 즐겁게 하는 미각의 욕구만 채울 줄 알았지, 음식이 어떻게 피부와 혈액에, 그리고 신체에 작용하는지에 대해서는 등한시하며 살았다. 온몸이 건선이라는 꽃을 피워 몸의 불균형을 알려주는 신호를 보내기 전까지는 내 몸에 관심을 기울이지 않고 아둔했던 지난 날들. 음식이 갖고 있는 성질들을 몰랐고, 식품으로 가공돼 우리 손에 오기까지의 과정에 무지했다. 공장식 축산업의 문제, 패스트푸드와 정크푸드의 폐해를 생각하기보다는 맛집을 찾아다니고, 간단하게 사먹을 수 있는 음식에 취해있었다.

　　만약 아프지 않았더라면, 일찍이 깨달을 수 있었을까? 정제하지 않은 통곡물을 주식삼아, 신선한 채소와 콩류, 해조류를 반찬삼아, 가공하지 않은 천연재료를 이용하여, 배고픔을 채울 만큼만 욕심내지 않고 먹는 절식의 생활을 말이다. 나뿐만 아니라, 많은 이들이 심각한 질병의 고비를 경험하고 난 후에야 지나온 삶에 대해 반성하고, 새로운 삶을 시작한다.

하지만 현재 건강하다는 이도 장담할 수 없는 것이 또한 건강이다. 요즘에는 건강을 자부하던 이들이 하루아침에 중병 진단을 받는 것을 쉽게 볼 수 있다. 신체에 특별한 반응이 오기까지 자신의 건강을 자만하며 소, 돼지, 닭고기를 이것저것 섞어먹고, 과도한 화학조미료, 과식의 습관을 버리지 못한다면 우리의 위와 장이 경고장을 보낼 때가 반드시 찾아올 것이다.

특별할 것 없던 어느 보통의 날, 손을 가슴 언저리에 얹은 채 잠을 청했다. 문득 끊임없이 움직이는 심장소리에 놀라움을 느꼈고, 살아 있는 이 순간이 기적처럼 느껴졌다. 내 안의 신체 기관들은 각자의 역할에 최선을 다하며 쉼 없이 움직이고 있고, 그 최선의 노력으로 나는 이렇게 숨을 쉬고, 세상의 기쁘고 슬픈 일에 웃고 울 수 있다.

과거의 나는 나의 신체 동력자들에게 얼마나 비협조적이었던가? 그럼에도 한결같이 기다려준 심장과 폐, 위장과 대장, 그리고 신장에게 고마운 마음이 들었다. '이젠 자연의 품 안에서 깨달은 이치를 망각하지 않고, 좋은 에너지원을 공급하는 주인이 될게.' 건강히 뛰는 심장에게 조용히 약속했다. 그런 의미에서 내일은 모처럼, 신선한 여름 제철 채소에 들깻가루 솔솔 뿌려 깨 볶는 냄새 가득한 들깨 채소볶음을 나의 동력자들에게 선사할 것이다.

들깨의 효능

우리나라 사찰음식 중 보양음식의 주재료로 쓰이는 들깻가루. 건강한 자연식을 실천하고 싶다면, 밥, 국, 찌개, 나물무침 등 다양한 요리에 들깻가루를 넣어보자. 들깨는 특히 생으로 먹을 때 그 효능이 가장 뛰어나다. 들깨에는 오메가3 지방산인 리놀렌산이 풍부한데, 이 성분은 인체에 꼭 필요한 필수 지방산이다. 또한 비타민E, F가 들어있어 피부의 재생력을 높여줘 탄력 있는 피부를 유지하는 데 도움이 된다. 장을 부드럽게 해 숙변을 제거하는 효과도 있다.

들깨에는 DHA 성분의 불포화지방산이 풍부하여 뇌세포 형성을 돕고, 신경조직을 발달시켜 뇌 기능을 향상시키며 집중력을 높이고, 치매를 예방한다. 그리고 콜레스테롤의 배출을 촉진시켜서 동맥경화를 막아주고, 손상된 혈관의 재생을 도와서 혈관의 탄력성을 유지시켜준다. 들깨에 풍부한 영양분은 이유식이나 산후조리식에도 뛰어난 효과를 보인다.

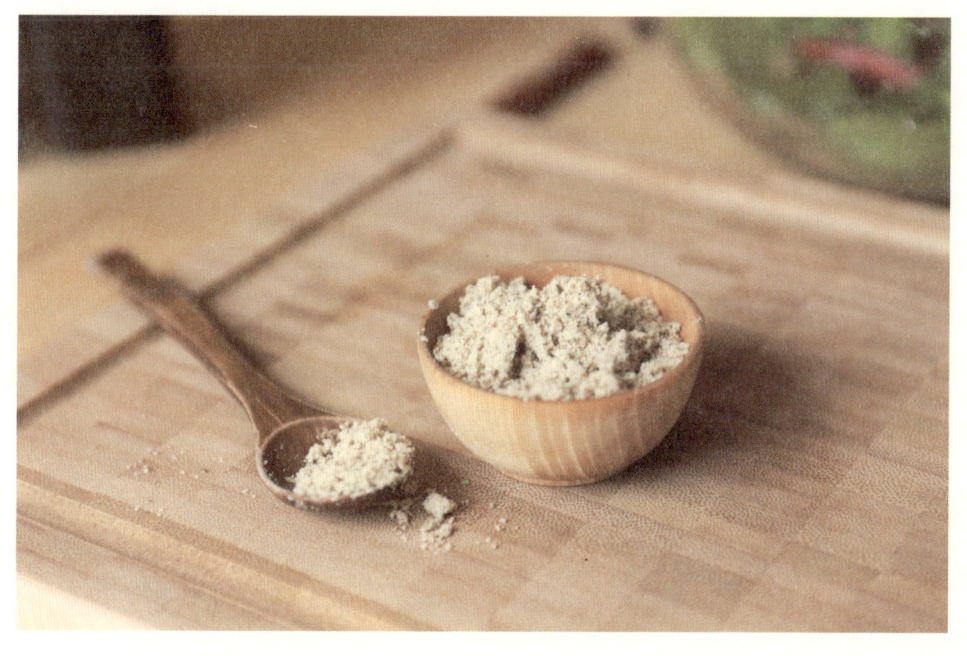

Recipe

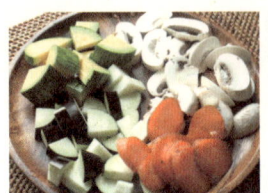 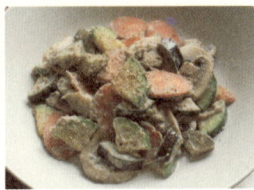

들깨 채소볶음 GF

재료

양송이버섯 1컵, 가지 1/2개, 주키니 또는 애호박 1/2개, 당근 1/2개, 들깻가루 1큰술, 들기름 2작은술, 간장 2작은술, 오레가노 가루, 천일염 한 꼬집

만드는 법

1. 각각의 채소는 적당한 크기로 어슷썰기 한다.
2. 팬에 들기름을 두르고, 당근, 애호박, 가지, 양송이 순으로 넣어 볶아준다.
3. 천일염과 간장으로 간을 보고, 들깻가루를 추가해 함께 볶아준다.
4. 그릇에 담은 후 오레가노 가루를 적당량 뿌려준다.

Tip

★ 오레가노 가루
꽃박하라고도 불리는 오레가노는 허브의 일종으로 톡 쏘는 향기가 난다. 독특한 향과 맵고 쌉쌀한 맛을 지니고 있어 이탈리아 요리 중에서도 특히 토마토 요리에 빼놓을 수 없는 향신료다.

macrobiotic

한국적 향취가 묻어나는 자연식 리조또,
들깨 현미 리조또

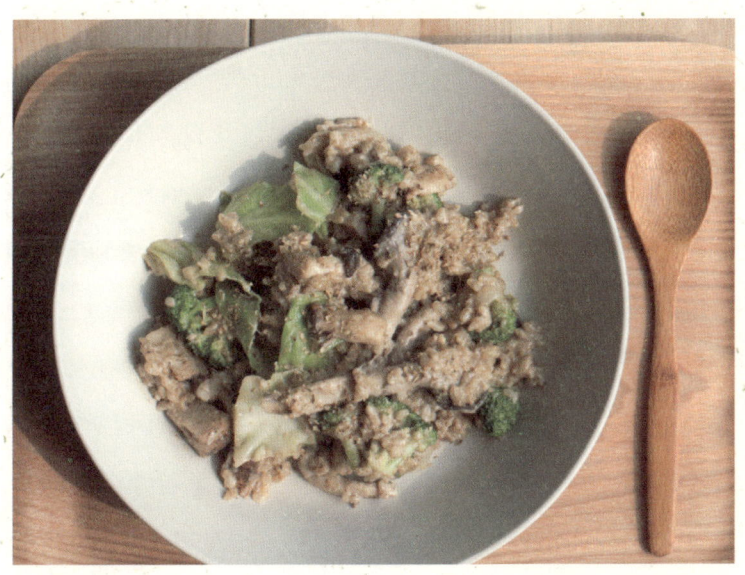

자연 치유식을 만들면서 한 가지 소망이 생겼다. 그것은 바로 우리 땅, 왕성한 대지의 기운이 가득 담긴 제철 식재료를 사용하면서, 동시에 동서양의 조화를 이루는 음식을 만들고 싶다는 것이었다. 그렇기에 한쪽으로 치우친 섭생이 아닌, 좀 더 다양하고, 맛있고, 그리고 건강하게 모두가 즐길 수 있는 자연식을 지향하게 된다.

이탈리아의 쌀로 만드는 대표적인 요리에는 리조또가 있다. 기본적으로 팬에 올리브유 또는 버터를 두르고 불리지 않은 쌀을 볶다가 화이트와인과 닭고기 육수를 넣고, 국물이 거의 없어질 때까지 조려가면서 조리한다. 쌀 이외에 기호에 따라 해산물, 버섯 등을 추가해 다양한 리조또를 만들 수 있고, 맛은 우리나라의 죽보다 좀 더 씹히는 맛이 느껴지는 단단한 식감이다. 리조또는 파스타, 피자와 함께 전 세계적으로 보편화된 음식 중 하나다. 부드러운 죽과는 또다른 매력을 가진 리조또를 건강한 마크로비오틱 자연식으로 해석해봤다. 바로, '들깨 현미 리조또'다.

리조또의 적당히 단단한 쌀의 식감은 현미로 대체하고, 걸쭉하고 쫀득한 느낌은 들깻가루, 들기름, 간장으로 만든 소스로 재현한다. 느타리버섯, 연근, 양파, 양배추, 브로콜리를 넣어, 검은 후추와 오레가노 가루를 뿌려 만들면 한국적 향취가 묻어나는 자연식 들깨 현미 리조또가 완성된다. 사찰요리인 들깨 보양식에서 영감을 받아, 리조또에 녹색채소를 좀 더 추가하여 색감을 다르게 하니 먹기에도 좋고 보기에도 좋다.

평소 좋아하던 들깨요리를 더 즐겨 하게 된 것은 남편과 시아버님의 '깨 사랑'이 한몫했다. 오랜 시간 채식을 해온 남편은 들깨, 검은깨, 참깨, 들기름, 참기름 등의 종자유에서 충분한 불포화지방을 섭취해왔기에, 깨가 들어간 음식을 자연스레 즐겨 먹고 있었다. 부전자전이라고, 채식을 하진 않으시지만, 시아버님께서도 '깨' 음식을 참 좋아하신다. 가족이 함께 즐겨 먹을 수 있는 식재료가 있다는 것은 참으로 기쁜 일이고, 그 음식이 건강식이라 더 감사한 마음이 든다.

좋은 음식에 대한 영양학적, 과학적인 논리보다도 더 빠르게 사람의 마음을 움직이는 것은 '음식 그 자체'다. 정성을 담아 건강하고 맛도 좋은 채식 음식을 만들면, 그 순간부터 그것이 채식이냐, 육식이냐 중요하지 않다. 맛있는 음식 앞에 서로가 기쁨으로 충만해진다. 평소 채식을 하는 우리 부부를 만날 때면, 시댁, 친정 어르신들은 외식을 할 때도, 집에서 식사를 할 때도 많은 배려를 아끼지 않으신다. 물론 지금의 평화가 있기까지 서로에게는 갈등과 대립의 시간도 있었다. 하지만, 그 과정이 있었기에 서로를 좀 더 이해하고, 배려할 수 있게 되었다고 생각한다.

우리의 신념으로는 모든 생명에게 이로운 음식을 만들고 싶고,

함께 나누고 싶은 마음이 굴뚝같지만, 아직 대한민국이란 국가에서 완전한 채식밥상을 받아들이는 것은 쉽지만은 않은 게 사실이다. '밥상'은 단순히 의식주의 기본적인 생활 충족, 먹는 행위가 일어나는 상이 아니다. 좀 더 깊게 들여다보면, 관계가 형성되고, 생각과 의견, 마음을 나누고, 공감하고, 공유하고, 공명하는 것이 바로 '밥상'인 것이다.

유교적인 전통 아래 여전히 가족주의, 전체주의가 강한 우리나라에서 밥상은 '결속력'이라는 상징적 의미를 지니고 있다. 가족의 식사, 회사의 회식, 동창회 등의 여러 모임에서는 삼겹살, 등심, 닭요리, 생선요리, 회 등이 빠지지 않는다. 차례를 지내거나, 잔치, 생신, 가족의 기념일에도 역시 육류 음식이 주를 이룬다. 잔칫상에는 고기와 술이 올라와야 예의라 생각하는 건 우리 부모님 세대에게는 어쩌면 당연한 생각이다.

주류의 시각에서 보면, 아직 완전한 채식의 자연식 밥상은 특정 부류의 사람들이 먹는 음식, 건강을 위한 음식 또는 다이어트 식사로 여겨진다. 그럼에도 고무적인 것은 만성 질환, 성인병의 증가, 극심한 환경 오염으로 나타나는 기후 변화, 생태적 가치와 철학이 대두되면서 우리가 먹고 생활하는 것에 대한 깊은 고찰이 현실적으로 변화를 이끌어내고 있다는 것이다. 아주 조금씩 움직이고 있기는 하지만 이전보다 많은 사람들이 과도한 육식으로 일어나는 여러 문제에 공감하며, 육식을 줄이고, 자연 안에서 취할 수 있는 자연적인 음식, 유기농, 채식에 관심을 기울이고 있다.

현재의 과도기적인 과정에서 건강한 섭생이 그저 잠깐 지나가는 유행이나 흐름이 아닌, 지구에 공존하는 생명체 모두에게 조화로운 섭생으로 지속 가능하길 바라며, 오늘도 주방에서 들깨 현미 리조또를 만든다. 건강한 섭생은 결코 어렵지 않다. 각자의 자리에서, 자신이 잘할 수 있고, 좋아하는 일을 하면서 세상을 좀 더 아름답고, 행복하게 만드는 일을 도모하면 된다.

우리 각자는 각각의 가능성과 가치, 대체 불가능한 자신만의 능력을 갖고 태어났다. 그 가치와 능력을 부디 좋은 곳에, 그리고 선순환되는 일에 활용할 수 있기를 바라며, 들깨의 고소한 향취에 사랑을 담고, 평화를 담는다. 사랑과 평화를 지닌 에너지의 파동이 모두에게 전해지길 바라며…….

Recipe

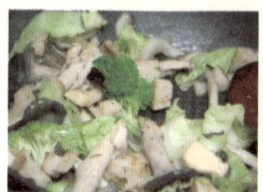 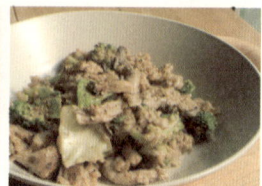

들깨 현미 리조또 GF

재료(1~2인분)

현미멥쌀 1/2컵, 현미찹쌀 1/2컵, 천일염 한 꼬집, 느타리버섯 100g, 연근 40g, 양파 1/2개, 양배추 3장, 브로콜리 6개, 들깨소스(들깻가루 4큰술, 들기름 2큰술, 물 1컵, 간장 1큰술, 검은 후추, 오레가노 가루, 천일염 적당히)

만드는 법

1. 30분 정도 불린 현미를 압력솥에 넣고 밥을 짓는다(현미밥 맛있게 짓는 방법은 29쪽 참조).
2. 느타리버섯을 손으로 찢고, 연근은 적당한 크기로 썰고, 양파는 채 썰고, 양배추, 브로콜리도 먹기 좋은 크기로 손으로 자른다.
3. 팬에 들기름을 두르고, 준비한 채소를 볶는다. 천일염을 한 꼬집 정도 넣어준다. 약 1~2분 정도 볶고 물에 들깻가루를 풀어 함께 넣는다. 간장으로 간을 보고 5분 이하로 더 볶아준다.
4. 검은 후추와 오레가노를 뿌려 풍미를 더한다.

macrobiotic

인자한 마음을 품게 만드는,
채소 찜

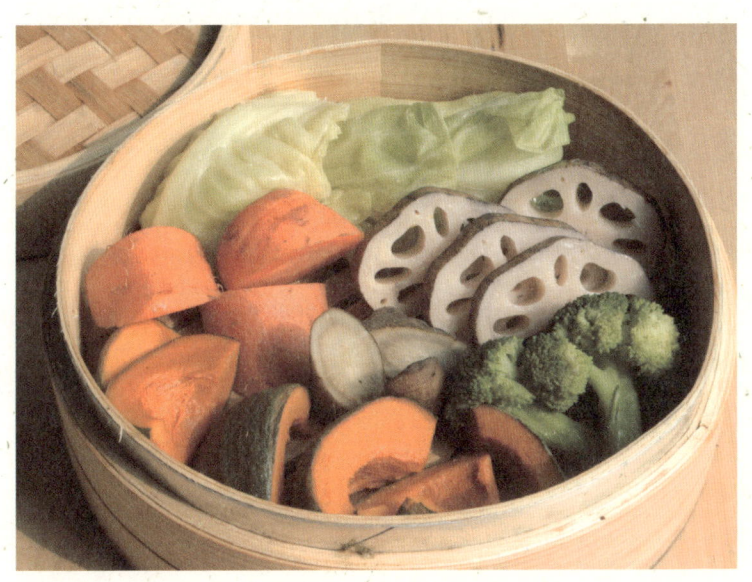

채소 찜을 생각하면 왠지 모르게 넉넉한 보살웃음이 생각나고, 할머니 냄새가 떠오른다. 사실 할머니에 대한 특별한 추억이 있는 것도 아닌데, 채소 찜의 모습이 워낙에 곱고 인자하여 그런 생각이 드는 듯하다. 대지의 기운을 받은 제철 채소들이 수증기와 만나면 느긋이 부드러워지고, 조용하지만 치유의 힘을 지닌 숲속의 작은 거인과도 같은 존재가 된다. 여느 음식보다도 평범하고 소박한 것이 채소 찜이지만 할머니의 향기와 사랑을 품은 이 음식은 누구에게나 권해주고, 만들어주고 싶은 음식이다.

지난 20년간 이따금씩 면역력이 저하되면 약속이나 한 듯 피부에 붉은 꽃들이 피어올랐다. 누구에게도 쉽게 말할 수 없는 오랜 아픔이었다. 만약 음식의 소중함을 좀 더 일찍 깨우쳤더라면 많은 것들이 달라졌을까? 사랑도, 일도, 꿈도, 조금은 더 자유롭고 즐겁지 않았을까?

감수성이 여린 어린 나이여서 그랬는지, 건선으로 인해 한계를 느낄 때마다 창살 없는 감옥에 갇힌 느낌이었다. 건강 상태가 심각하게 안 좋을 때는 우울한 생각만이 가득 차서 사는 게 즐겁지 않았고, '이렇게 살아서 뭐할까'라는 무책임한 생각도 더러 했었다. 피부에 피어난 붉은 꽃들은 내게 곰팡이와도 같은 존재였다. 곰팡이를 없애겠다는 마음으로 독하디독한 약과 연고를 썼지만 약이라도 올리듯, 약발이 떨어지면

곰팡이는 다시금 곳곳에 피어났다.

    그 악순환 속에서 내 몸은 자신이 사랑받지 못하고 있음을 느끼고 있었다. 나를 살리기 위해 피어난 꽃을 꽃으로 바라봐주지 못했기에 많이도 돌아온 시간, 조금은 늦었지만 깨끗한 물을 주고, 햇빛을 비춰주고, 좋은 양분의 음식을 먹여주니 붉었던 꽃은 '건강의 회복'이란 씨앗으로 다시 태어났다. 마르고 건조했던 내 피부에 물과 햇빛, 그리고 자연의 음식이 치유와 휴식을 제공했듯이, 채소 찜은 다시 한 번 생명의 놀라움을 보여주며 영육의 치유를 가능하게 해줬다.

    나의 경우는 장 기능이 취약해서 채소를 날로 먹으면 소화가 잘 안 되고, 가스가 차며 몸이 차가워지는 경험을 자주 했다. 건선을 완치하고서도 고질적인 수족냉증이나, 장 기능의 취약함은 여전히 남아 있었다. 내 경험에 비춰보자면 채식이라고 해서 무조건적으로 모두에게 좋다고 생각하지는 않는다. 자신의 체질과 건강 상태에 맞는 올바른 채식을 하는 것이 무엇보다 중요하다.

    마크로비오틱을 배우던 미국 학교에서 생활하면서 주식처럼 자주 먹었던 음식은 채소 찜이었다. 수증기로 쪄먹는 음식은 영양분을 잃지 않고 간직하고 있는 데다 다른 어떤 조미가 없어도 깔끔한 맛이 났다. 무엇보다 몸을 따뜻하게 해줘 내게는 안성맞춤인 음식이었다. 절기상 봄인데도 미국 동부의 산속 생활은 뜨거운 물을 넣은 핫팩이 필요할 정도로 추울 때가 많았다. 그러다 보니 아침에 일어나면 온몸이 움츠러든 듯 찌뿌둥할 때가 많았다. 그럴 때마다 가벼운 채소 몇 가지와 통곡물죽, 맑은 된장국 등으로 하루를 시작하면 그 개운함은 마치 비오고 난 뒤 무지개가 뜬 맑게 개인 하늘과도 같았다.

　　　채소 찜 요리는 여느 요리보다도 간소하다. 제철 채소를 종류별로 준비하기만 하면 끝이다. 당근, 단호박, 우엉, 연근, 양배추, 무, 브로콜리 등의 제철 채소는 먹기 좋은 크기로 썰어둔다. 냄비에 물을 담고, 대나무 찜통을 받친다. 찜통 안에 우표 크기의 다시마 한 조각을 넣고, 채소들을 가지런히 정리한 후 약한 불에서 찐다. 또는 압력솥 바닥에 다시마 한 조각을 넣고, 갖은 채소들을 배열하고, 적당량의 물을 부어 쪄내도 낸다. 채소 찜은 특히 추운 계절이나 면역력이 저하되어 건강 상태가 좋지 않을 때 원기 회복을 돕는 효자 음식이다. 특별한 조리 방법이나 화려한 조미가 필요 없는 간단한 치유의 음식은 누구에게나 좋은 약이 된다.

　　　음식이 좋은 약이 되려면, 신선하고 좋은 재료를 써야 하는 것이 첫째요, 음식을 만드는 사람의 바른 자세와 마음가짐은 둘째요, 그 음식을 먹는 사람은 맛있게 먹고 감사하는 마음을 갖는 것이 셋째다. 이를테면 제철, 제 땅에서 대지의 기운을 받고 자라난 유기농 채소를 다듬고,

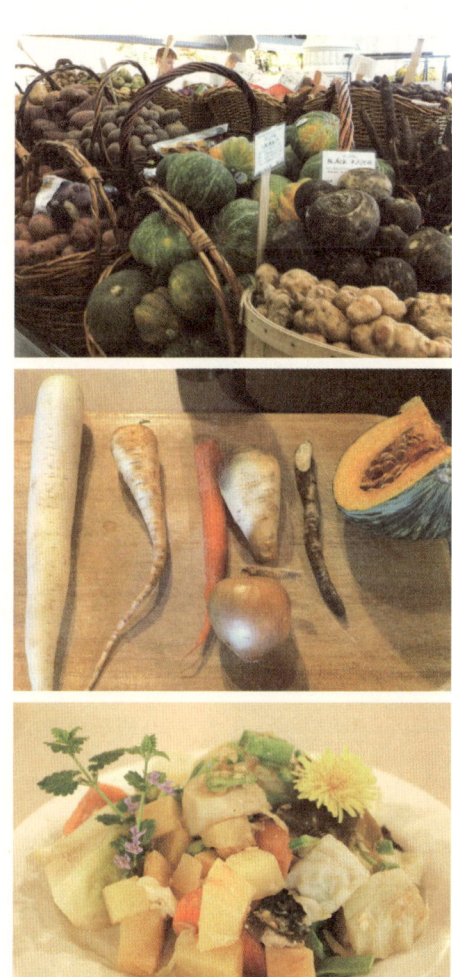

씻는 과정에서부터 음식은 약이 된다. 도마 위에서 채소를 썰 때는 우주의 에너지가 집중되어 있는 Hara(신체에서 생명의 중심인 배꼽을 중심으로 한 복부)를 가까이 하고, 감사와 기쁨의 마음을 담아 음식을 준비한다. 음식을 만드는 주방은 수선스럽지 않으며, 나지막한 음악이 흐르듯 평화가 깃든다. 그러한 에너지는 자연히 음식으로 흐르고, 고스란히 그 음식을 먹는 사람에게 전달된다.

다 만들어진 음식을 먹고, 함께 나눌 때에도 우리는 사랑과 생명을 나눠준 자연에 감사하며, 겸손해야 한다. 좋은 마음을 그릇에 담아내듯이, 음식 자체의 에너지, 음식을 만드는 사람의 에너지, 음식을 먹는 사람의 에너지가 조화를 이룰 때 비로소 음식은 약이 된다.

이에 반해 항생제와 성장촉진제를 투여하고, 공장식 축산업으로 길러져 평화라곤 없이 아픔을 머금은 동물들의 괴로움과 스트레스는 음식을 통해 사람들에게 전이될 수 있다. 프랑켄푸드라고 불리는 GMO(유전자변형식품)는 인간을 돌연변이로 만들 수 있으며, 원망과 독기를 품은 이의 밥상을 먹은 사람이 병약해지는 일도 실제로 가능한 것이다. 모두가 산 속으로 들어가 도인과 같은 식생활을 해야 한다는 것이 아니다. 본질로 돌아가 우리가 무엇을 먹고, 살아가고 있는지 한 번쯤 돌이켜보면, 불편한 진실을 마주하게 될 것이고 반성의 시간을 갖게 될 것이다.

하지만 불편하다 하여 외면해서는 안 된다. 이는 자신과 앞으로의 후대 그리고 자연에게 큰 빚을 지는 일이다. 감사하게도 언제나 답은 자연 안에 있다. 자연과 벗하며, 자연과 가까운 음식과 삶을 취한다면 우리의 건강과 삶, 나아가 지구의 건강과 행복도 지킬 수 있으리라 생각한다.

채소의 효능

당근, 단호박 등의 노란색의 채소에는 '베타카로틴' 성분이 많아 암 이외에 동맥경화 예방에 좋으며, 비타민A가 들어있어 노화 방지에 좋다.

브로콜리 또한 베타카로틴, 비타민A가 많이 함유되어 있어 혈액순환을 도와 신체의 건강을 되찾아주며, 비타민U가 함유되어 있어서 위염이나 위궤양을 낫게 한다. 또한 평소에 브로콜리를 자주 먹으면 변비 예방에도 도움이 된다.

양배추에는 브로콜리와 마찬가지로 비타민U가 함유되어 있어 위의 점막을 보호 및 강화해줘 자극적인 음식 섭취로 손상된 점막의 재생, 회복에 도움이 된다. 항산화작용으로 피부 노화 방지에 좋고, 피지조절 및 소염작용을 해서 여드름 피부에 좋다. 또한 식이섬유가 많아 다이어트에 효과적이며, 칼슘이 풍부해서 골다공증 예방에 도움이 된다.

무에는 '플라보노이드', '이소플라본'의 성분이 많아 유해물질을 배출시키고, 체내에 침투되는 바이러스, 세균에 대한 저항력을 키워준다. 무엇보다도 소화를 촉진시키고 위장을 강화해 과식 또는 지나친 육식, 밀가루음식 섭취로 속이 불편할 때 천연소화제의 역할을 한다.

연근, 우엉 등의 뿌리채소는 따뜻한 양성의 성질을 지니고 있어, 우리 몸에 따뜻한 에너지를 공급해주고, 면역력 강화에 도움이 된다. 우엉은 식이섬유가 풍부하여 변비 예방에 좋고, 혈당을 조절해줘 당뇨 예방에 좋다. 또한 올리고당 성분이 함유되어 포만감을 주기 때문에 다이어트에도 효과가 좋다. 연근은 '타닌' 성분이 있어 지혈효과가 뛰어나고, 즙을 내어 차로 마시면 기관지 및 감기 예방에도 좋다.

Recipe

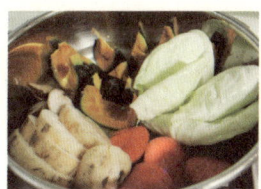 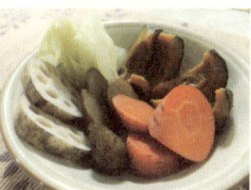

채소 찜 GF

재료(4인분)

당근 1/3개, 우엉 1/3개, 연근 1/3개, 무1/3개, 양배추 4장, 단호박 1/2개, 브로콜리 4개(채소의 양은 필요한 만큼 조절해서 넣는다), 다시마 한 조각(우표 크기)

만드는 법

1. 대나무 찜통 또는 스테인리스 찜통에 우표 크기의 다시마 한 조각을 넣는다.
2. 준비한 채소를 먹기 좋은 크기로 썰어, 김이 오른 찜통에 가지런히 배열한다.
3. 약한 불에서 뚜껑을 덮은 채 끓여, 채소를 찐다.
＊ 간장소스를 곁들여 먹어도 좋다.

macrobiotic

금지하기보다 대체해야 한다,
홈메이드 밀고기

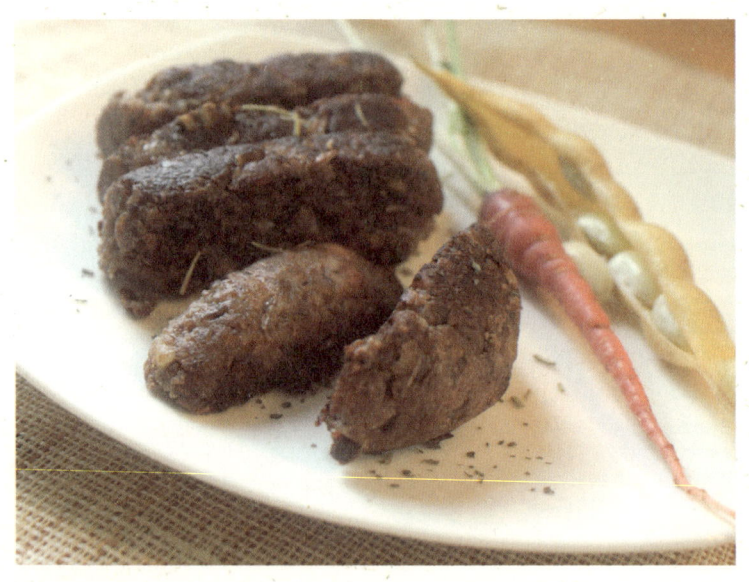

어려서는 양념치킨을 무척이나 좋아했고, 통조림으로 된 장조림, 스팸 햄을 좋아했다. 좋지 않은 음식이니 먹지 말라는 어머니 말에 몰래 장조림 통조림을 따다가 잘 따지지 않자, 젓가락으로 파먹고 크게 체했던 기억이 난다. 왜 먹지 말라고, 하지 말라고 하면 청개구리처럼 더 먹고 싶고, 하고 싶은 것일까?

　　고기를 즐겨 먹진 않았지만, 한 번씩 먹는 삼겹살, 꽃등심도 좋아했다. 일찍이 피부 문제에 고기가 좋지 않다 생각하여 고기대신 생선을 챙겨 먹던 때도 있었다. 이렇듯 '건선'을 오랜 시간 갖고 있었지만 특별히 음식을 조절하진 않았다. 때때로 음식의 중요성을 느끼며 다이어트 하듯 식이요법을 시작했지만 작심삼일로 무너지기 십상이었다. 조금 나아졌다가 다시 아프기를 지겹게 되풀이하던 어느 날, 자연 치유를 시작하며 현미채식을 시작했고, 치유식을 공부하며 몸의 변화뿐 아니라 마음의 변화도 이뤄냈다. 'You Are What You Eat' 즉, '내가 먹는 것이 곧 나를 만든다'는 사실을 깨달은 것이다.

　　피부 질환을 완치하고 자연식의 힘을 몸소 체험한 이후로는 자연스레 더 이상 육식을 원하지 않는 몸이 되었다. 하지만 20년 넘게 이것저것 다양하게 먹어왔던 식습관은 하루아침에 고쳐지기 힘들다. 무의식적으로 이전에 먹었던 돈가스, 불고기 등의 음식이 생각나곤 한다. 개인

적으로는 건강, 환경, 생명을 생각하며 욕구를 떨쳐버릴 수 있지만, 억지로, 의식적으로 억누르는 것보다 좀 더 자연스럽고 건강한 방법을 찾고 싶다. 한편으로는 나 자신만을 위한 자연식이 아닌 가족, 친구, 지인, 이웃들과 함께 맛있고 즐겁게 자연식을 나누고 싶은 마음도 크다.

  치유식이 단순히 몸에만 좋고, 건강을 유지하는 데만 도움이 된다면 의미가 없다고 생각한다. 몸과 더불어 마음까지 함께 자유로울 수 있도록 진정한 영육의 조화를 추구해야 한다. 예를 들어 나의 의식세계에는 '육식은 좋지 않다'라는 의식이 바로 서 있다. 그런데 '고기를 먹고 싶다'는 무의식도 존재한다. 자신의 의지와는 상관없는 무의식을 강압적으로 통제하다 보면 먹고 생활하는 과정에 심한 스트레스를 받게 되고, 오히려 억눌려 있던 감정이 어느 순간 폭발하면서 잘 지켜오던 생활의 리듬은 한 순간 깨질 수 있다.

  수행을 하는 승려, 신자, 동물애호가, 환경운동가 등 굳이 설명하지 않아도 알아서 채식을 실천하고, 채식의 중요성을 잘 아는 사람들이 있다. 그러나 이미 세상은 육식 문화에 많이 젖어 있다. 그것이 옳든 아니든 주류의 세상에 비주류가 이데올로기적 관념을 들이대며 "먹지 말자. 하지 말자"라고 말하는 것은 허공에 대고 외치는 메아리일 뿐이다. 좋은 것을 나누고 알리고 싶다면, 모두가 함께 먹고 생활할 수 있는 방법과 대안을 연구해야 한다고 생각한다.

조금만 관심을 갖고 찾아보면 시중에서도 육류 음식을 대체할 수 있도록 콩단백 등으로 만드는 콩고기, 밀고기 제품들을 찾을 수 있다. 보통 채식식당에서 많이들 사용하는 재료다. 그러나 식품성분 표시를 보게 되면 고개를 젓게 된다. 건강하지 못한 채식은 자연식이 아니다.

미국에서 마크로비오틱을 공부하며 밀고기 만드는 방법을 배웠다. 미국에서는 세이텐Seitan이라고 하며, 밀의 성분으로 만드는 일종의 고기 대용식이다. 가공음식이지만 식품첨가제 없이 다시마, 표고버섯, 간장으로 우려낸 물에 밀반죽 덩어리를 삶아 만드는 홈메이드 밀고기다.

이것은 마치 신세계와 같았다. 자연의 재료와 정성으로 만들어내는 새로운 음식이었던 것이다. 고기와는 또 다른 쫀득쫀득한 식감과 소화하는 데 비교적 부담이 덜한 편안한 느낌, 얼마든지 다양한 요리로 재탄생할 수 있다는 무한한 가능성도 좋았다. 밀고기를 넣은 김밥, 밀 불고기, 밀고기 채소볶음밥, 밀고기 주먹밥 등 가족들이나 친구들과도 즐겁게 자연식을 나눌 수 있겠다는 기대감과 기쁨에 가슴이 벅찼다.

밀고기를 처음 배우던 날, 손을 청결히 씻고 통밀가루, 밀가루, 물을 치대며 열심히 반죽을 하고, 조금 쉰 후 다시 반죽을 하고, 쉬고를 수차례 반복하는 과정에서 밀고기를 만드는 일이 보통 정성이 아님을 느졌다. 밀에서 추출한 글루텐 가루를 넣으면 금방 밀고기 덩어리가 되지만, 그렇게 되면 필요 이상으로 글루텐 성분이 많아져 좋지 않다. 때문에 반죽을 치대고 쉬는 과정을 반복해야만 한다. 좀 더 건강하게 만들어 먹기 위해 수고를 더하는 과정 자체가 치유라고 생각한다. 앞서 말했듯이 식품 자체의 성분과 에너지의 중요성 못지않게 음식을 만드는 이의 마음과 에너지는 음식에 고스란히 반영되어 식사를 하는 이에게 전달되기 때문이다.

자연과 대지의 힘을 불어넣고, 따뜻하고 편안한 마음을 담아 만드는 음식이야말로 자연식의 기본이며 치유식으로 가는 핵심이다. 앞으로의 바람이 있다면 소중한 마음이 담긴 건강한 대체음식을 좀 더 많은 사람들과 나누는 것이다. 고기를 좋아하는 사람도 밀고기를 먹으면서 육식을 줄일 수 있고, 식단관리를 철저히 해야 하는 암 환우를 비롯하여 각종 질병으로 고생하는 이들에게 밀고기는 좋은 대체품이 될 것이다. 지금은 저마다 집에서 손수 만들어 먹는 수밖에 없지만, 시간이나 여건이 여의치 않은 바쁜 현대인에게 어머니의 마음으로 음식을 만드는 양심과 소신이 있는 식료품 회사가 생겨나길 기대해본다.

그러나 자연식에서 육식을 지양하는 것처럼, 홈메이드 밀고기는 때에 따라 가끔씩 먹는 부식에 해당한다. 주식은 통곡물, 채소, 콩 및 해조류를 먹으며, 견과류, 디저트, 과일, 밀고기 등의 식품은 때에 따라 먹는 부식으로 가져가야 한다. 밀고기는 밀에서 추출한 천연 단백질인 글루텐으로 만드는데, 이는 사람에 따라 특정 알레르기 반응을 보일 수도 있다. 사람의 인체는 약알칼리성일 때 면역력이 높고 건강하다. 허나 현대인은 밀가루, 육류, 유제품 등의 산성화된 음식을 과다 섭취하는 성향이 있고, 그런 식습관이 면역력을 저하시키고 건강에 좋지 않은 영향을 미치고 있다. 그렇기에 이러한 음식들은 주식이 아닌 때에 따라 먹는 부식이 되어야 하는 것이다.

주식과 부식의 개념이 바로서야 약이나 식품보조제로부터 자유로워질 수 있다. 이전에 나의 식습관을 돌이켜 보면 주식과 부식이 바뀐 채 살아왔고, 생각 없이 수동적으로 먹는 때가 많았다. 옳고 그름의 의식이 발달하기도 전에 이미 여러 음식에 무방비하게 노출되었고, 단순히 미각에 의존한 채 음식을 섭취하는 식습관이 생긴 것이다. 어머니를 탓하는 것은 아니다. 가사일 외에도 아버지 사업을 도우시느라 바쁘셨던 어머니는 미안한 마음에 그저 내 자식이 좋아하고 맛있게 먹는다면 그 마음을 채워주고 싶었을 것이다. 그리고 당시는 지금처럼 인터넷이 보편화되지 않아 다양한 지식을 손쉽게 접할 수 있는 시기가 아니었다.

현재 우리는 참 좋은 세상을 살고 있다. 의지만 있다면 음식에 관한 불편한 진실을 얼마든지 접할 수 있고, 밀고기와 같은 신세계를 만날 수 있으며, 주체적으로 생각하고 선택할 수 있는 여건이 형성되어 있다. 하지만 사공이 많으면 배가 산으로 갈 수도 있음을 조심해야 한다. 정보의 홍수 속에서 주체적인 삶을 되찾고, 나아가 미래의 주역인 아이들이 잘 성장할 수 있도록 하려면 어른들의 역할이 중요하다. 아이들이 좀 더 건강하고 올바른 먹거리 안에서 성장해나갈 수 있도록 지켜주고, 함께해 줘야 한다.

　　섭생의 중요성을 깨닫기까지 오랜 시간이 걸렸지만, 그 배움과 깨달음을 얻도록 늘 곁에서 도우며 함께해주신 부모님 덕분에 건강하게 성장할 수 있었고, 이를 주변 사람들과 나눌 수 있게 되어 기쁘고 감사하다. 결혼 이후 바쁘다는 핑계로 정작 부모님께는 음식을 만들어드린 일이 많지 않았는데, 사랑과 정성을 담은 밀고기 요리를 만들어 가족과 함께 나누는 시간을 가져야겠다고 생각해본다.

동물성 단백질 과잉섭취

우리 몸에서 필요로 하는 단백질의 양은 실제적으로 그렇게 많은 양이 아니다. 동물성 단백질 위주의 식단은 과잉 단백질 섭취 상태를 초래할 수 있다. 단백질 과잉섭취는 신장 기능의 저하를 초래하고, 독소과잉으로 인해 오히려 체력을 떨어뜨리는 원인이 되기도 한다. 동물성 단백질은 반드시 동물성 지방과 함께 섞여 있기 때문에 포화지방과 콜레스테롤 등 저질지방 섭취도 함께 이루어진다는 사실을 기억하자.

공장식 축산업의 심각성

오늘날 우리가 취하고 있는 육류 음식의 가장 큰 문제는 물건을 찍어내듯이 사육하는 공장식 축산업의 실태에서 비롯된다. 인간의 욕망과 이익을 충족하기 위해 산업화된 사육방식, A4용지 크기의 비좁은 닭장에서 사육되는 닭은 짧은 시간 안에 더 많은 알을 낳기 위한 수단으로만 취급된다. 돼지, 소, 오리 등 거의 모든 육류 음식이 이렇듯 상품으로만 취급되어 더 많은 생산량을 위해 고열량의 음식으로 사육당하고, 비위생적인 환경에서 각종 항생제와 성장촉진제 등을 투여받고 있다.

고통 받는 생명체를 취하는 우리 사람들 또한 전에 없던 질병, 전염병을 얻었고, 사회 전반적으로 병들고 있다. 이에 육류 소비를 줄여야 함에 더 많은 이들이 공감하고 변화를 유도하고 있다. 하지만 무엇보다 지금 먹고 있는 고기가 어떤 식으로 키워지고 도축되어 자신의 식탁에 올랐는지를 알아야 한다. 그런 다음에는 자연히 그 다음의 변화를 이끌어낼 수 있을 것이다.

Recipe

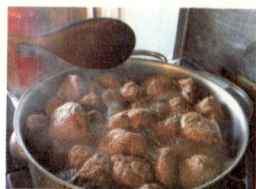 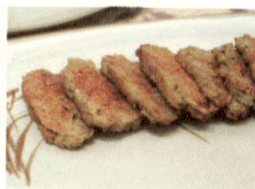

홈메이드 밀고기

재료

유기농 통밀가루 500g(2컵), 유기농 우리밀가루 250g(1컵), 물 1+1/2컵, 절임액(물 4컵, 간장 4큰술(물 1컵마다 간장 1큰술), 건표고 3~4조각, 다시마, 얇게 썬 생강 약간)

만드는 법

1. 볼에 통밀가루, 밀가루, 물 1컵을 부어 섞는다.
2. 반죽을 하며 물을 조금씩 넣어준다. 반죽할 때는 한 손으로 볼을 잡고, 한 손으로 반죽을 해주면 쉽다. 한 덩어리가 될 때까지 잘 반죽한다.
3. 2~3분 정도 쉰 다음, 4~5분 정도 반죽을 한다.
4. 과정 3을 3~4번 정도 반복한다. 한 번에 너무 오래 반죽하면 글루텐이 생성돼 뻑뻑해지며, 반죽이 어려워진다.
5. 반죽한 덩어리를 찬물에 20~30분 정도 둔다.
6. 다시마, 건표고, 물을 냄비에 넣고 약한 불에서 채수를 끓인다.
7. 30분 후 반죽 덩어리를 찬물에 씻는다. 글루텐이 쉽게 부서질 수 있기 때문에 부드럽게 씻는다. 찬물에 씻은 후 2~3분 정도 뒀다가, 따뜻한 물에 씻는다.
8. 과정 7을 반복하다. 글루텐이 보일 때부터 좀 더 세게 씻어준다. 물에 담갔을 때 물이 뿌옇게 되지 않을 때까지 잘 씻어준다. 약 찬물, 뜨거운 물 씻기는 3~4 번 반복한다. 마지막 물은 찬물로 씻어 마무리한다.

9. 덩어리를 나눠 골프공만 한 크기로 작은 볼을 만든다.
10. 미리 끓여 놓은 채수에 간장, 생강을 넣고 끓인다. 절임액이 끓기 시작하면 작은 볼들을 넣어 저어가면서 끓여준다. 냄비는 1시간 정도, 압력솥 45분 정도 걸리는데 저어주지 않으면 밀고기가 바닥에 눌어붙어 탈 수도 있다.
11. 완성된 밀고기를 식힌 다음, 용기에 담아 냉장고에 저장하여 필요할 때마다 꺼내 사용한다. 약 2주 동안 보관하며 먹을 수 있다.

Tip

★ 절임액을 만들 때

절임액은 취향에 따라 마늘, 양파, 대파, 무 등을 넣고 끓여도 좋다. 단, 다른 재료를 넣으면 취급 기간이 짧아진다(원래 약 2주 동안 사용 가능한데, 이 경우 3일 이내에 소진해야 한다).

★ 밀고기 더 맛있게 먹는 방법

완성된 밀고기에 토마토 퓨레, 간장, 오레가노, 바질 등의 허브가루를 추가해 양념을 한다. 또는 참기름에 살짝 구워 고추장으로 양념을 해 먹는다.

밀고기는 김밥, 비빔밥, 밀 불고기, 만두, 주먹밥 등 다양한 음식에 고기를 대체해서 쓸 수 있는 좋은 식재료가 된다. 또한 밀고기는 압력솥에 조리하면 일반 냄비보다 좀 더 부드러운 식감을 즐길 수 있다. 취향과 건강 상태에 따라 얼마든지 조리방법을 달리 해보자.

통밀가루만으로도 밀고기 반죽이 가능하나, 글루텐 가루를 첨가하면 만드는 시간이 단축된다. 하지만 글루텐 가루를 쓰면 밀고기 식감이 더욱 질겨진다. 밀고기는 굉장히 강한 양의 성분이고, 글루텐이 형성되기에 주식으로 사용하는 것은 좋지 않다. 때때로 먹는 별식으로 먹을 것을 권한다.

macrobiotic

건강한 브런치 한 접시,
두부 스크램블

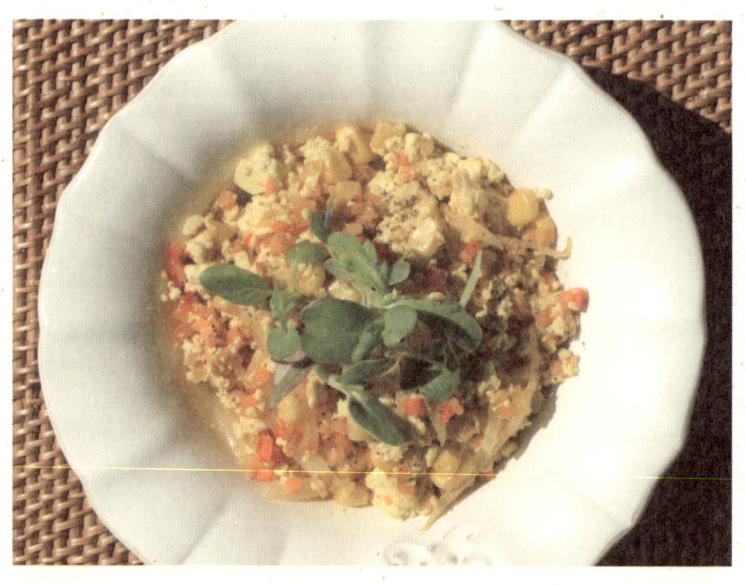

대학 시절의 배낭여행, 교환학생, 어학연수, 그리고 치유 여정까지……. 유럽과의 긴 인연 속에서 늘 아침을 함께해준 친구는 스크램블과 빵이었다. 여행 중 만나는 상큼한 오렌지주스는 언제나 맛있었고, 브런치가 주는 여유는 마음을 솜털처럼 보송보송하게 만들었다. 그런 추억이 여전히 가슴언저리에 남아, 계란을 휘저어서 부드럽게 부치는 스크램블은 늘 마음 안에 그려지는 음식이다. 만들기도 쉽고, 빵과 샐러드와 함께 담아내면 그 자체로 근사한 브런치가 되기 때문이다. 생각해보면 계란으로 만드는 요리를 원체 좋아해왔다. 계란말이, 계란찜, 계란프라이, 계란밥까지!

그런데 채식을 시작하고, 자연식을 배우며 계란에 대한 불편한 진실을 알게 된 이후로는 계란을 먹지 않게 되었다. 과연 계란은 익히 알려진 대로 완전식품의 대명사일까? 2011년에 개봉해 크게 성공을 거둔 한국 애니메이션 〈마당을 나온 암탉〉을 통해 살펴보자. 침침한 형광등 불빛, 다닥다닥 붙어있는 작은 닭장 안에 갇힌 수많은 닭들, 항생제와 신경안정제, 성장촉진제, 여성호르몬제까지 맞아야 하는 암탉에게는 위생과 안락이라곤 허락되지 않는다.

저 건너 햇살이 드리워진 마당의 다른 동물 친구들을 바라보며, 암탉은 꿈을 꾼다. 더 이상 알 낳는 기계가 아니라 마당에서 친구들과 함께 뛰어놀며 자유롭게 살고 싶다는 꿈을 말이다. 맛있는 스크램블 이야기를 하다가 왜 암탉의 슬픈 운명을 이야기하는 것일까? 이렇게 스트레스 받으며 낳은 동물의 알이 온전할지에 대해 말하고 싶은 것이다. 현재 우리는 병들어 앓고 있는 닭과 그 닭의 알을 먹고 있다. 동물에게도, 사람에게도 현실의 삶은 녹록치 않다. 정부, 제도권의 학계는 계란을 '완전식품'으로 포장하며 사람들을 안심시키고 몸에 좋고 맛도 좋다는 이유로 우리의 밥상에 계란을 올렸다. 그러나 사실은 이렇다.

계란 하나만으로 콜레스테롤의 하루 권장섭취량인 300mg의 3분의 2를 섭취하게 된다. 또 계란에는 섬유질과 비타민C가 전혀 없으며 망간, 셀레늄, 요오드 등 우리 몸에 필수인 미네랄도 전혀 들어있지 않다. 완전하다는 계란 단백질은 오랫동안 알레르기의 주범으로 지목되고 있으며 오히려 계란에 함유된 아비딘과 안티트립신 성분은 신경장애와 피부염을 일으키는 신진대사 장애물질임이 이미 밝혀져 있다. 모유가 온전히 아기를 위한 것처럼 계란은 병아리의 탄생을 위해 최적화되었다. 하지만 이상하게도 현대 영양학은 계란도, 우유도, 인간을 위한 '완전식품'이라고 말한다. 부화에 실패한 계란이 제과점으로 들어가고, 껍질이 파손돼 감염되었을지도 모를 계란들이 액란으로 변해 급식소로 들어간다.

– 채식월간지 〈Begun〉 中에서

계란에 대해 알면 알수록, 여행의 여유와 함께 먹던 낭만적인 브런치 메뉴인 스크램블은 더 이상 외면할 수 없는 불편한 진실이 되었다. 껍질이 파손돼 먹을 수 없는 저 품질의 계란이 일부 빵집과 음식점으로 유통되었다는 기사를 접하며, 안타까움을 금치 못했다. 우리 아이, 우리 가족이 먹는 음식이라면 그럴 수 있을까? 아토피, 비염, 천식 등의 알레르기성 질환이 국민 질병이 되고 있는 것도 음식과 밀접한 관련이 있다. 힐링Healing이란 단어 자체가 사회에 만연해 있는 시대, 힐링 이전에 우리가 매일 먹고 마시는 음식을 돌아보며, 힐링푸드가 먼저 중심에 서야 한다고 생각한다.

그런데 중요한 점은, 계란의 진실을 알고서도 스크램블이 먹고 싶다는 것이었다. 머리로는 알겠는데 가슴속에 남아 있는 음식에 대한 좋은 기억과 아련한 추억은 잠시 잠깐 불편한 진실조차 잊게 만드는 힘이 있다. 마크로비오틱을 배우며 실생활의 조화를 추구하는 데 집중해왔기에 단순히 먹고 싶은 욕구를 억누르기보다 자연스럽게 대체할 수 있고, 지속적으로 먹을 수 있는 음식을 연구하고 있다. 유제품 및 육류를 대체할 수 있는 요리를 배우면서 '두부'를 만났다. 두부로 계란 스크램블을 대체할 수 있다니, 알고 보면 크게 어려울 것도 없지만 어떤 일에 집중하다 보면 사소한 지혜도 감사하게 느껴질 때가 많다.

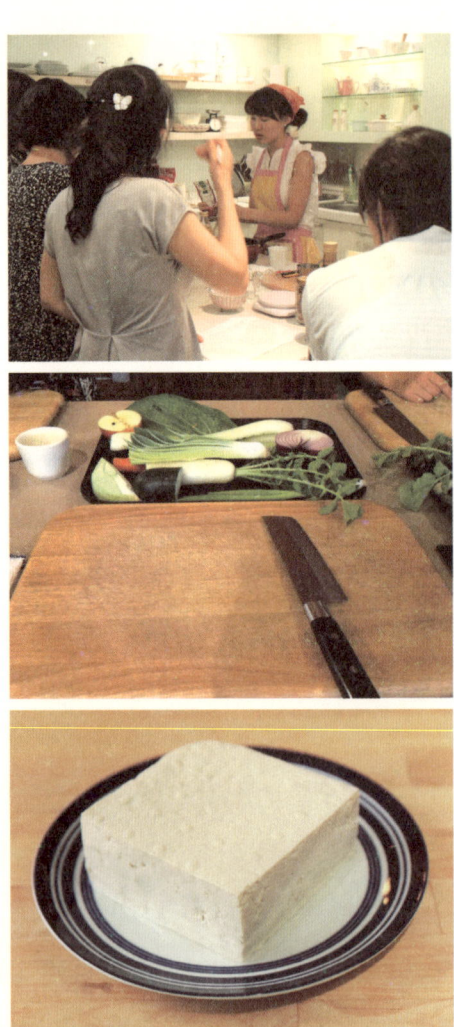

두부를 으깨면 스크램블과 비슷한 식감을 낼 수 있고, 소량의 강황가루를 넣어 버무리면 마치 계란처럼 노란색을 띄게 된다. 여기에 양파, 당근, 파프리카, 완두콩, 콘옥수수 등을 곁들이면 영양은 물론 색깔도 다채로운 두부 스크램블이 완성된다. 양념은 천일염, 간장, 참기름, 이 3가지면 충분하다. 두부는 소포제와 첨가제를 쓰지 않은 Non GMO(유전자변형식품), 우리 콩으로 만든 제품을 사용하고, 채소를 좀 더 잘게 다져 넣어주면 채소를 싫어하는 아이들도 즐겁게 음식을 먹을 수 있다.

완성된 두부 스크램블은 통밀 발효빵, 과일을 직접 짜낸 신선한 무無첨가제 과일주스와 함께 곁들이면 훌륭한 브런치로, 현미밥과 함께 곁들여 먹으면 맛있는 반찬으로 변신한다. 두부의 보슬보슬한 식감이 갖은 채소와 만나 스크램블로 다시 태어나는 순간, 추억 속 정다운 음식을 다시 자연식으로 먹을 수 있다는 생각에 기쁨과 감사가 절로 흘러나왔다. 맛도 영양도 일품인 두부 스크램블은 평소 쿠킹클래스에서도 자주 다루는 힐링푸드다.

'건선'을 음식으로 치유한 이후에는, 일상생활에서 도움이 되는 음식에 대해 자주 나누고 이야기하는 자리를 갖고 있다. 쿠킹클래스를 통해 두부 스크램블을 비롯한 힐링푸드를 만나본 수강생들은 놀라움과 함께 자신감을 얻어 가곤 한다. 마치 수련을 하듯 억지로 음식을 참아내는 것이 아니라 조그만 발상의 전환으로 색다른 음식을 만들 수 있다는 것에 놀라고, 병원 치료와 약 처방에만 의존한 건강이 아닌, 자연의 밥상으로써 건강과 행복을 챙길 수 있다는 사실에 자신감을 얻는 것이다.

오늘도 힐링푸드를 연구하면서, 자연의 식재료로 기존의 다양한 음식을 건강하게 재현해내는 과정을 통해 뿌듯함을 넘어선 경이로움을 느낀다. 스크램블, 햄버거, 피자, 케이크 등……. '건강에 좋지 않으니 먹지 마세요'가 아닌 '건강에도 좋고 맛있게 만들어 먹을 수 있어요'의 슬로건을 갖고 자연식 힐링푸드를 천천히, 지속적으로 나누고 싶다.

두부의 효능

두부에는 우수한 단백질과 엄청난 양의 칼슘, 그리고 '식물성 에스트로겐'으로 불리는 이소플라본, 비타민B군 등이 풍부하게 들어있다. 콩의 단백질인 글리시닌과 알부민 등을 응고시켜 만든 두부의 소화율은 콩의 소화율(65%)보다 높으며(95%), 열량이 낮아 체중 조절에 좋은 식품이다. 두부에 함유된 필수아미노산이 풍부한 식물성 단백질, 불포화지방산은 혈중 콜레스테롤을 낮추는 효과가 탁월하기에 혈관 질환을 예방하는 데에도 도움이 된다.

특히 갱년기 여성들이 두부를 먹으면 골다공증을 예방해줘 좋다. 두부에 들어있는 생리

활성물질인 이소플라본은 여성호르몬인 에스트로겐이 부족할 때 대체물질로 가능하다. 물론 에스트로겐은 여성의 몸에 너무 많으면 안 되지만, 적당히 섭취해주면 유방암 등을 예방할 수 있고, 폐경기 여성들의 골다공증을 예방하는 데도 도움을 받을 수 있는 것이다.

그러나 두부는 음성의 성질이 강한 식품이어서 매일 먹는 것은 권하지 않는다. 경우에 따라서 섭취해주고, 물에 데치거나, 좋은 기름에 살짝 부치는 등 음성을 중화시키고 양성화시키는 조리법을 활용해준다. 또한 두부를 만들 때 쓰는 간수는 좋은 성분이 아니기에, 중화시켜주는 과정이 필요하다. 간수는 물속에서 어느 정도 희석되니 두부를 요리하기 전, 물에 한 시간 정도 담가두면 된다.

Recipe

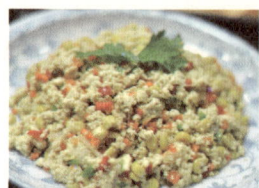 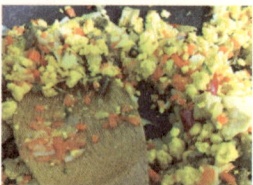

두부 스크램블 GF

재료

두부 1/2모, 채 썬 양파 1/4컵, 잘게 다진 당근 1/2컵, 미니 주사위 모양으로 썬 파프리카(노란색, 빨간색) 각각 1/2컵, 옥수수 1/2컵, 참기름 1작은술, 간장 2작은술, 강황가루 1/2작은술

만드는 법

1. 팬에 참기름을 두르고 가열한다. 여기에 양파를 넣고 1~2분 정도 볶다가 당근을 넣고 볶는다.
2. 파프리카를 넣고 2분 더 볶는다.
3. 물기를 빼둔 두부를 으깬 후 강황가루와 버무려 미리 준비해놓는다. 으깬 두부는 팬 속 채소들 위에 올린다. 팬 뚜껑을 덮고 두부가 말랑말랑해지고 채소가 거의 익을 때까지 약한 불에서 중간 불로 조절해가며 볶는다.
4. 3에 간장을 넣고, 뚜껑을 덮은 채로 3~5분 정도 끓인다. 옥수수를 첨가한다.
5. 뚜껑을 열고, 센 불로 국물이 없어질 때까지 가열한다.
6. 접시에 담아낸다.

Tip
★ 두부 물 빼기

일부 생협에서는 해수를 사용하지만 이 또한 간수로부터 완전히 자유로울 수는 없다. 보통은 간수로 두부를 만들기 때문에 이를 제거하기 위해 1시간 정도 두부를 물에 담가놓는 것이 좋다.
물에 담갔던 두부는 접시와 접시 사이에 놓고, 접시 위에 누름돌 역할을 할 수 있는 절구나 돌 등의 무거운 물건을 얹어 30분 정도 물기를 빼준다.

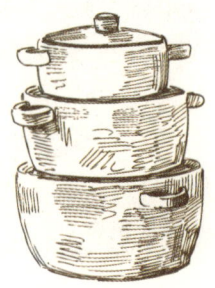

macrobiotic

음양의 조화,
뿌리채소 두부부침

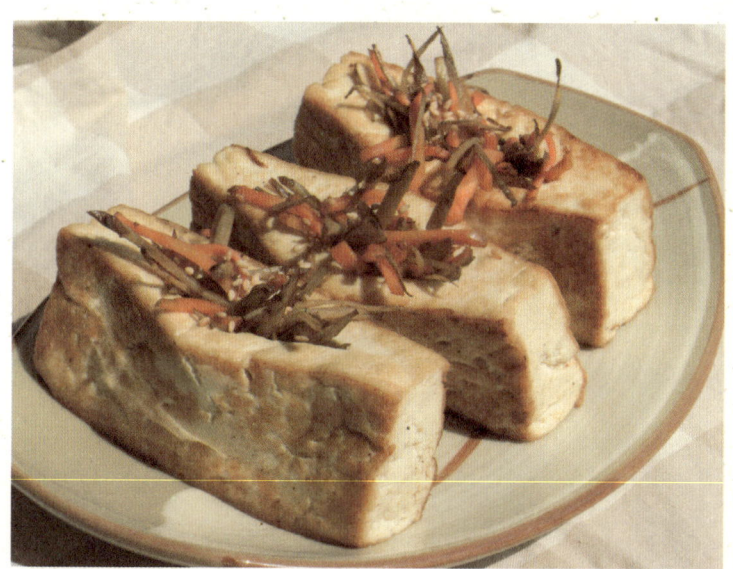

마크로비오틱은 음과 양의 에너지를 이해하는 데서부터 시작한다. 지구는 원심력(음성)과 구심력(양성)의 두 힘이 둘러싸고 있는데, 자연 생태계 안의 모든 물질과 생명체에는 이렇게 상반되는 두 가지 힘의 균형이 존재하며, 그 균형을 섭생에 접목한 것이 마크로비오틱이다. 그렇기에 마크로비오틱은 모든 존재와 연관된 철학인 동시에 삶의 방식이다.

　　음과 양의 에너지 순환을 이해하면 자연히 우리 땅에서 자라난 제철의 농산물을 취하게 된다. 마크로비오틱을 배운 이후로는 되도록 우리가 살고 있는 우주의 에너지를 이해하고, 자연의 섭리를 따르는 삶이 지속 가능할 수 있는 매일의 밥상을 차린다. 추운 겨울이 되면 손발이 차고, 음의 기운이 좀 더 강한 나의 경우, 따뜻한 에너지를 공급해주는 양성의 뿌리채소, 말린 채소 등을 활용하여 밥상을 차리고, 차를 끓여 마신다.

　　주로 우엉, 당근 또는 연근의 2가지 뿌리채소를 섞어 볶아먹거나, 여기에 해조류인 톳을 잘게 썰어 함께 볶아먹는다. 두부를 큼지막하게 썰어 칼집을 내고 볶은 뿌리채소를 넣어 먹기도 한다. 음성의 성질인 두부에 양성의 성질인 뿌리채소가 곁들여지면 음양의 조화를 좀 더 추구할 수 있는 밥상이 된다. 고소한 두부에 따뜻한 뿌리채소볶음이 더해진 맛은 자연의 포근함을 느끼게 해주고, 차가운 기운을 따뜻한 기운으로 전이시켜준다. 뿌리채소볶음은 내게 가장 좋은 치료제이자, 자연난로인 셈이다.

　　이는 음의 에너지가 양의 에너지를 끌어당기고, 양의 에너지는 음의 에너지를 끌어당기는 자연의 섭리와도 일맥상통한다. 세상 만물에는 음과 양의 에너지가 동시에 공존하다. 어떠한 것도 완전한 음의 성질, 양의 성질이 아님을 이해하는 것이 우선이다. 두부가 음성의 음식이지만, 조리 방법에 따라서 음성 에너지가 양성의 에너지로 전환될 수 있는 것처럼 말이다. 단순히 조리 방법뿐 아니라 농산물이 자라난 토양, 물, 바람의 에너지, 그것을 키워낸 농부의 에너지, 음식을 만드는 이의 에너지, 음식을 먹는 이의 에너지 파동으로 인해 놀랍도록 우리에게 꼭 필요하면서 좋은 에너지로 전이가 된다.

　　음식의 맛, 레시피보다 이러한 이치를 이해하고 실천하는 것이 중요하다는 것을 깨닫기까지, 참 많은 시간을 돌아왔다. 지난 20년을 약에 의존한 삶으로 끌고 오며, 그동안의 삶은 숨은 쉬지만 진정으로 살아있는 생명체가 아니었음을 깨닫는다. 때문에 지금의 조화로운 삶은 참으로 복되고, 복되다. 하지만 나의 문제가 해결되었을 뿐, 가족과 주변을 돌아보면 다시금 안타까운 현실에 직면하게 된다.

　　오늘날 우리의 식생활은 심각하게 서구화되어 당뇨, 고혈압, 아토피, 건선 등의 만성 질환이 급증했다. 실제로 10대 사망원인 중 만성 질환이 반 이상을 차지한다. 이러한 만성 질환은 단기간에 쉽게 치료하기 어렵고, 심리적인 고통을 수반한다. 또한 병 자체보다는 이로 인한 합병증이 더 큰 문제를 유발한다. 이와 같이 만성화된 질환에 병원에서 처방받는 약으로 맞서는 행위는 병을 지속적인 만성 질환으로 키울 뿐이다.

만성적 질병을 끊을 수 있는 것은 식이의 변화뿐이고, 매일의 섭생을 지속적으로 관리해줘야 질병으로부터 해방될 수 있다. 사실상 병원 진료비와 약값으로 경제적인 부담이 늘어가기 때문에 정신적으로나 육체적으로 병을 앓는 이뿐 아니라 가족 구성원 모두가 지칠 수 있는 문제이고, 이는 나아가 사회적 문제로 커질 가능성이 크다. 그렇기에 국가적인 차원에서 국민들의 의식을 바꾸고, 식생활이 개선될 수 있도록 국민건강, 복지가 증진되어야 한다. 때문에 우리가 매일 마주하는 밥상의 복지가 시급하다고 생각된다.

여기에는 가장 먼저 교육이 우선시되어야 한다. 의식을 바꿀 수 있는 것은 질 좋은 교육이다. 전 국민을 대상으로 눈높이에 맞는 세대교육이 이뤄진다면 우리의 미래는 더욱 건강해질 것이다. 책상머리에서 수학공식, 영어단어만을 외우는 탁상공론식의 교육이 아닌, 산과 들로 나가 생명들을 만나고, 만지고, 느끼며 자연의 섭리를 이해하고, 우주의 에너지를 따를 수 있는 교육의 장이 마련된다면 얼마나 좋을까? 채소나 나물 이름에 생소한 아이들을 보면 안타까운 마음이 든다. 이는 복잡하고 어려운 것이 아닌, 가장 기본으로 돌아가는 교육이다.

우리가 먹는 것이 우리의 몸을 이루고, 정신을 맑게 한다. 그렇기에 입으로 들어가는 모든 식품에 관심을 기울이고, 음양의 에너지를 이해하는 과정이 필요하다. 추운 겨울에는 따뜻한 기운을 불어넣어주는 당근, 우엉, 연근, 참마 등의 뿌리채소를 먹는 일, 무더운 여름에는 신선하고 수분이 많은 오이, 토마토, 잎채소 등을 취하는 자연스런 삶이 우리의 몸에 가장 적합한 치료제가 될 수 있음을 알려주고 싶다.

뿌리채소의 효능

뿌리채소에는 비타민A, B, C, 섬유질, 칼슘, 칼륨, 인, 철분, 망간 등이 다량 함유돼 있다. 이는 우리 몸의 신진대사를 원활하게 해주며, 몸에 유해한 활성산소의 발생과 작용을 억제하는 항산화작용을 한다. 뿌리채소에 포함된 특별한 영양소로는 파이토케미컬 phytochemical을 꼽을 수 있다.

파이토케미컬은 식물을 뜻하는 파이토phyto와 화학을 뜻하는 케미컬chemical의 합성어로 식물의 색, 맛, 향을 제공하는 물질이다. 파이토케미컬은 비타민이 풍부하고 암을 예방하며 혈중 콜레스테롤을 저하시키고 염증 감소, 항산화작용의 효과가 있다.

또한 뿌리채소의 칼륨은 나트륨을 배출시켜 혈액순환 작용이 원활해지게 도우며, 혈관 속 포화지방산과 콜레스테롤 수치를 낮춰준다.

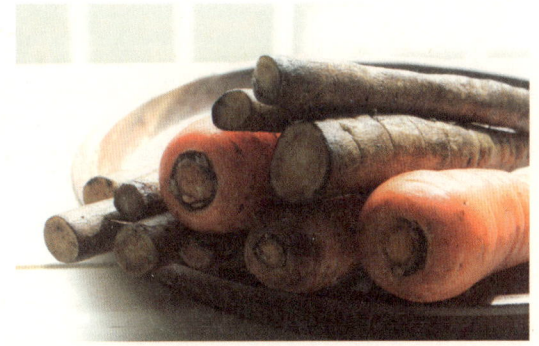

Recipe

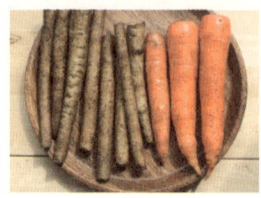 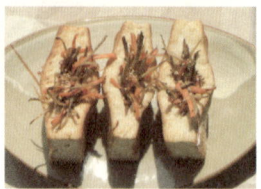

뿌리채소 두부부침

재료

부침용 두부 한 모, 당근 1/3개, 우엉 1/3개, 천일염 한 꼬집, 참기름 2작은술, 간장 1작은술, 볶은 참깨 1큰술

만드는 법

1. 접시와 접시 사이에 두부를 넣고, 누름돌 또는 무거운 절구 등을 활용해서 약 30분 정도 두부의 물기를 빼준다.
2. 뿌리채소볶음이 들어갈 수 있도록 두부를 두껍게 3등분한다. 각각의 두부조각 가운데에 칼집을 내준다.
3. 당근과 우엉은 가늘게 채 썬다.
4. 팬에 참기름을 두르고 두부를 노릇노릇하게 부치고, 따로 그릇에 담아둔다.
5. 팬에 참기름을 두르고 우엉, 당근 순으로 볶는다. 천일염과 간장으로 간을 본다.
6. 잘 볶아진 채소를 칼집을 낸 두부 속에 넣어준다. 그릇에 가지런히 담고, 고명으로 볶은 참깨를 적당히 갈아 뿌려준다.

macrobiotic

오래된 친구처럼 다정한 디저트,
두부 치즈케이크

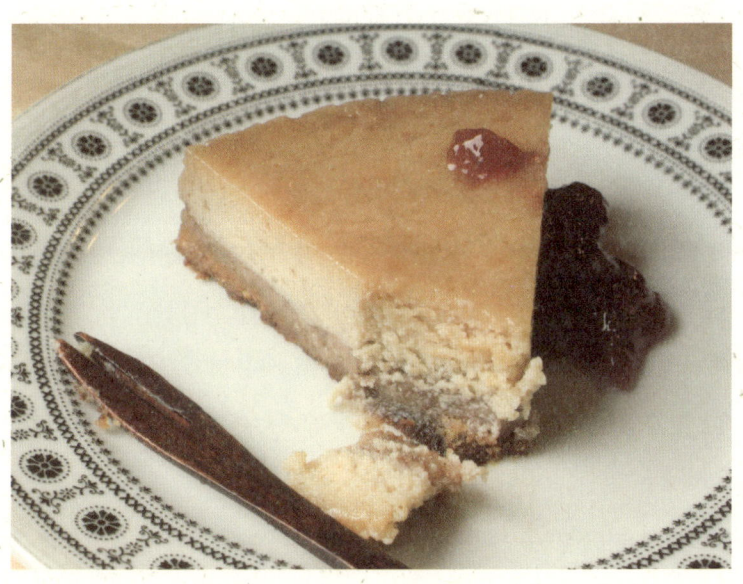

우리나라는 언제부터인가 카페공화국이 되어버렸다. 명동 한복판에 자리한 프랜차이즈 커피전문점만 수십 곳을 넘는다. 그곳에는 설탕이 수북이 들어간 달콤한 디저트들이 즐비해 있다. 한때는 아메리카노와 치즈케이크를 먹는 것을 행복으로 여기던 때가 있었다. 이 조합은 지금 생각해도 꽤나 잘 어울린다. 그러나 이제는 내 몸에 어떤 음식이 좋은지 몸이 먼저 알아채고 반응한다. 마음은 그리울 수 있지만, 몸이 거부하는 것이다.

이제는 마크로비오틱 철학을 기억하며 기존의 것을 대체하여 카페인이 없는 곡물커피와 직접 만든 두부 치즈케이크를 먹는다. 유제품과 계란을 사용하지 않고, 두부를 활용하여 치즈의 식감과 맛을 재현한 건강 케이크다. 물론 정제된 설탕과 밀가루도 사용하지 않는다. 설탕 대신 현미조청과 메이플시럽, 밀가루 대신 통밀가루와 현미가루 같은 통곡물 가루를 사용해 만든다.

원래 어렸을 때부터 단 것은 잘 먹지 않아, 썩은 이 하나 없이 잘 컸다. 그보다는 된장찌개, 김치 반찬을 좋아하던 어린이였다. 오히려 성인이 되면서 친구들과 카페나 레스토랑을 다니며 단맛에 익숙해졌고, 2년 전 정기검진을 하다 처음으로 썩은 이를 갈고 금니를 해 넣었다. 요리하는 것을 좋아한 이후로도, 베이킹은 해본 경험도, 큰 관심도 없었다.

이런 나에게 베이킹의 기쁨과 행복을 알려준 이가 있었으니, 그녀의 이름은 유키코! 그녀의 디저트를 한 입 먹자마자, 그녀의 디저트 세계와 사랑에 빠지지 않을 수 없었다. 일주일에 한두 번 먹었던 그녀의 디저트는 내게 달콤한 천국이요, 오아시스였다. 건강하고 달콤한 황홀경에 빠지는 일, 이보다 더한 삶의 활력소가 또 있을까?

　　딸기, 블루베리, 복숭아, 사과, 레몬, 단호박, 당근 등 신선한 제철 유기농 과일과 채소들로 만드는 디저트들. 유키코가 만든 디저트를 먹다 보면 음식을 먹고서 눈에 하트가 그려지는 만화 속 경험을 실제로 하게 되었다. 마치 연분홍 벚꽃잎이 봄바람에 흐드러지게 흩날려 꽃비가 내리는 기분, 눈앞의 모든 세상이 아름다워 보이는 그런 기분이 들었다. 식단에서 그녀의 디저트를 발견하노라면, 특별한 일이 없어도 다음 주가 기다려지며 입가에는 어느새 배시시 웃음이 흘러나왔다. 생애 처음으로 느껴본 행복한 기분이었다. 음식으로 인해서 사람이, 삶이, 세상의 모든 것이 아름답고 감사해지는 충만함. 그녀의 디저트엔 사람과 자연에 대한 깊은 이해와 따뜻함, 그리고 사랑이 담겨져 있었다.

　　혹자에게는 계란, 유제품, 설탕 없이 만들어지는 디저트가 앙꼬 없는 찐빵처럼 느껴질 수도 있을 것이고, 베이킹을 사랑하는 사람이라면 혹여 주재료가 건강에 그리 좋지 않다는 것을 인정하면서도 양보할 수 없는 자존심 같은 것일 수도 있겠다. 하지만 미각만을 위한 욕망의 결과물은 순간의 달콤함만 선사할 뿐, 결국 신체에 독소를 쌓이게 하고, 균형을 깨트려 스트레스와 질병이란 짐을 얹어준다. 유키코의 디저트를 만난 이후에야, 부식도 주식만큼 재료의 생명과 만든 이의 정성이 중요하다는 것을 깨달았다. 때때로 가끔 먹는 음식이라 해서, '이런 것쯤이야 대충 맛있기만 하면 되지' 하고 가볍게 생각했던 것들이 지난 날 나의 병을 키웠던 것은 아닐까?

 잠시 눈을 감고, 심호흡을 한다. 쿠킹클래스에서 두부 치즈케이크를 함께 만들 사람들을 생각해본다. 유키코의 디저트가 내게 생명의 에너지를 건네주었듯, 함께 만든 두부 치즈케이크가 모두에게 새로운 세계를 열어주길 기대해본다. 아몬드를 갈고, 현미가루와 통밀가루를 잘 섞은 후 현미조청, 현미유, 메이플시럽 등의 재료를 섞어 케이크의 기본 크러스트 부분을 만든다. 두부와 레몬즙, 레몬제스트, 메이플시럽, 현미유, 한천가루 등의 두부 필링 재료에는 된장을 조금 넣어준다.

 "케이크에 된장이 웬말이냐." 하고 놀랄 사람들을 생각하니 미소가 지어진다. 치즈처럼 발효된 음식의 맛을 살리기 위해 건강한 발효식품인 된장을 약간 넣어준다. 고개를 갸우뚱거리던 당혹감은 케이크를 한 입 먹고 나면 싹 가시게 될 것이다. 건강한 두부 치즈케이크를 맛본 후 내가 느꼈던 자유와 행복을 함께 느끼게 되기를 기도해본다.

　　이제 서른을 코앞에 둔, 어리다면 한참 어린 젊은이로써 나이만큼이나 경험 또한 아직은 영글지 못했다. 하지만 나의 깜냥이 아직 이것밖에 되지 않음에 속상해하지 않으며, 배우고 성장하는 과정을 즐겨야 한다고 생각한다. 때때로 계량을 잘못해 베이킹에 실패도 하고, 부족함이 눈에 보이는 지금의 디저트라도, 누군가를 행복하게 해주고 싶다는 초심으로 시작했음을 잊지 않겠다. 수많은 연습을 통해 시행착오를 겪고 난 후 언젠가는 유키코처럼 많은 이들에게 행복과 기쁨을 줄 수 있는 요리사로 성장할 수 있을 테니 말이다.

Recipe

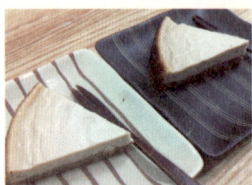 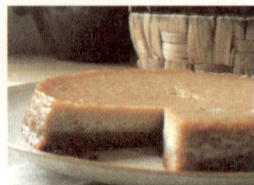

두부 치즈케이크 GF

재료

크러스트(현미가루 1컵, 아몬드 또는 호두 1/2컵, 현미유 2큰술, 조청 2큰술, 사과주스 2큰술, 바닐라 익스트레트 1작은술, 천일염 1/4작은술)

두부 필링(두부 450g, 조청 30g, 메이플시럽 80g, 현미유 1큰술, 레몬즙 2큰술, 레몬 익스트레트 1작은술, 한천가루 1작은술, 된장 1/4작은술)

＊ 레몬제스트(레몬의 1/2개)를 추가로 사용하면 풍미를 더할 수 있다.

만드는 법

★ **미리 준비할 사항**
1. 두부는 면, 종이행주 등을 활용해 물기를 30분 이상 잘 빼둔다.
2. 틀에 기름을 두르고, 밀가루를 얇게 뿌려준다.
3. 오븐은 175도로 예열해둔다.

★ **크러스트 만들기**
1. 푸드프로세서로 아몬드 또는 호두를 갈아서 가루를 낸다.
2. 볼에 통밀가루, 현미가루를 체에 걸러내고, 1의 재료와 함께 섞는다.

3. 다른 볼에 현미유 2큰술, 조청 2큰술, 사과주스 2큰술, 바닐라 익스트레트 1작은술, 천일염 1/4 작은술의 젖은 재료를 잘 섞는다.
4. 마른 재료 2에 젖은 재료 3을 부어 섞는다.
5. 파이 틀에 4를 평평하게 깐다.
6. 포크로 찔러 표면에 구멍을 만들고, 175도로 예열한 오븐에서 약 10분간 굽는다.

★ 두부필링 만들기
1. 준비된 두부 필링 재료를 푸드프로세서에 넣고 충분히 갈아서 입자가 고운 크림 상태로 만든다. 약 10분 정도면 크림 상태가 된다. 만들어진 두부 필링은 구워둔 크러스트 안에 붓는다.
2. 공기가 빠지고 두부 필링이 평평하게 퍼지도록 베이킹 틀을 들어 몇 번 떨어뜨린 다음 오븐에 올린다.
3. 170도 오븐에서 약 40~50분 정도 굽고, 160도로 내려 약 20분간 굽는다(표면이 마르고 탄력이 생기는 정도로).
4. 상온에서 약 2시간 정도 식힌 후, 냉장고에서 넣어 차갑게 식힌 후 틀에서 뺀다. 시간이 허락된 다면 냉장고에서 하루 정도 숙성시켜 먹으면 더욱 맛있다. 만든 날로부터 2~3일 내에 먹는다.

`Tip`

★ 풍미를 더하고 싶다면 레몬제스트를!
두부 필링을 만들 때 추가로 레몬제스트를 사용하면 좋다. 유기농 제철 레몬에 한해서 레몬 1/2개를 사용한다. 한살림, 두레생협의 경우 겨울 한 철 제주산 유기농 레몬이 나온다. 레몬제스트를 첨가하면 케이크에 은은한 레몬향 풍미가 더해진다.

macrobiotic

추억과 사랑을 머금은,
블루베리 팬케이크

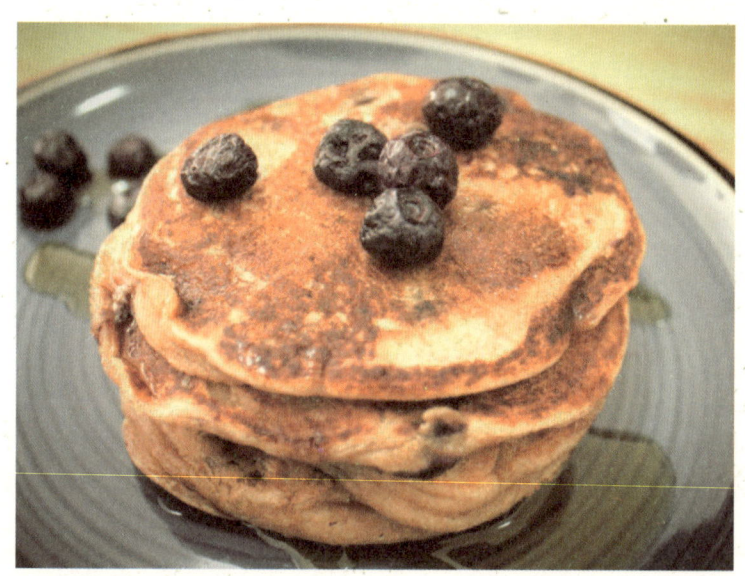

7월, 장마가 시작됐다. 창밖에는 언제 그칠지 모르는 비가 하루 종일 내리고 있다. 추적추적 비 오는 창밖을 바라보고 있자니 따뜻한 곡물 커피 한 잔에 블루베리 팬케이크가 생각난다.

곡물 커피는 주로 보리로 만들어진 카페인이 없는 커피다. 평소 카페인이 많이 함유된 커피를 마시면 손발이 차가워지고, 한기를 느꼈다. 자연식을 생활해가며 자극적이며, 혈액순환을 막는 카페인 섭취를 지양하고, 기존의 커피를 대체하여 곡물커피를 마신다. 맛과 향은 아주 연한 아메리카노에 가깝고, 구수한 맛이 감돌아 기분이 좋아진다.

곡물커피를 마실 때면 팬케이크 생각이 간절해진다. 통밀가루에 베이킹파우더, 물, 두유, 메이플시럽, 현미유, 천일염 등의 재료를 섞어 반죽을 한다. 좀 더 상큼한 팬케이크를 위해 싱싱한 제철, 제 땅의 블루베리도 함께 반죽에 넣는다. 달궈진 팬에 팬케이크 반죽을 두르고 노릇노릇 굽는다. 타지 않게 굽기 위해서는 타이밍이 중요하다. 반죽의 윗면에 기포가 생기고, 테두리가 노릇노릇해지면 뒤집개로 뒤집어준다.

타지 않는 팬케이크의 운명에도 타이밍이 있듯이 우리들의 인생에도 절체절명의 타이밍이 있다. 내게도 몇 번의 소중한 인연이 닿았지만, 그 인연은 잠시 머물다 스쳐버리는 만남에 불과했다. 가슴에 커다란 구멍이 뚫린 듯 희망도, 생기도 잃은 채 먹먹한 가슴을 부여잡으며 떠나

보내야 했다. 아픈 인연이었지만, 돌이켜보니 나의 참사랑을 만나기 위한 과정이었으리라 생각한다. 그래도 지난 날 아픔과 시련을 통해 많은 것을 깨달았고, 사랑의 참된 의미가 무엇인지 조금이나마 깨달을 수 있었다.

그동안 내가 사랑이라고 여겼던 것들은 관계의 안정과 감정의 충족에서 오는 일종의 헛된 욕망이었다. 그 안에는 내 자신이 없었다. 20여 년간의 오랜 만성 질환은 나 자신을 깊은 어둠 안에서 방황하게 만들었고, 어둠을 덮을 수 있는 사랑과 희망만을 갈구했다. 나는 나의 존재 여부와 희망을 타인과의 사랑 안에서 찾았고, 의존적인 관계 안에서 사랑을 확인받고 또 소유하려 했다. 오직 관계를 통해 내가 살아있음을 느꼈던 시절에는, 그 관계가 깨지면 존재 자체가 흔들리는 큰 아픔을 겪었다.

"아무것도 찾지 않고 내적으로 완전히 침묵할 때, 거기엔 중심이 없다. 그러나 거기엔 사랑이 있다"

— 지두 크리슈나무르티 Jiddu Krishnamurti

2010년 여름, 어그러진 관계와 악화된 건강을 회복하기 위해 모든 것을 내려놓았던 때다. 운명의 종소리에 귀 기울이겠다며 떠났던 자연 치유 여정을 통해 섭생이 바뀌었고, 질병이 치유되었고, 몸과 마음이, 그리고 영혼이 치유되었다. 그러면서 비로소 내면의 나 자신을 바라보게 되었다. 내 존재의 여부는 누군가의 관계 속에서 규명되는 것이 아니라는 점을, 태초부터 나는 자유로운 영혼이었고, 사랑을 나눌 수 있는 능력을 가진 사람이었다는 것을 깨달은 것이다.

"내 에고를 제쳐내고, 다른 사람을 위한 자리를 마련하는 것에서 사랑은 시작된다."

— 루돌프 슈타이너 Rudolf Steiner

"비가 내려 나뭇잎에서 여러 날 쌓인 먼지가 씻기듯이, 마음은 생각 없이, 강제 없이, 책 없이, 선생 없이 사랑을 만날 수 있을까? 말하자면 아름다운 황혼을 만나듯 사랑을 만날 수 있을까?"

— 지두 크리슈나무르티

지난 나날을 돌아보면 사실 모든 과정은 삶이 노릇노릇 맛있게 구워지는 과정이 아니었을까 싶다. 바싹 타서 먹지 못할 팬케이크의 운명이 아닌, 노릇노릇하게 잘 구워진 맛있는 팬케이크로 완성되기 위한 인생의 타이밍. 아픔뿐이었던 건선의 자연 치유 과정 이후 채식과 자연식을 이어가며 감사할 줄 알고 축복할 줄 아는 새로운 나로 거듭났다. 그리고 내 영혼의 동반자이자 소울메이트인 남편을 만났다. 그와 함께 만들어가는 건강하고 맛있는 자연식 생활은 행복 그 자체다.

주식과 함께 때때로 먹는 부식 역시도 자연식 생활을 이어가려고 애쓰고 있다. 설탕보다는 현미조청, 밀가루보다는 통밀가루나 현미가루, 콩가루로 영양을 더하고 사람과 자연의 조화를 함께 아우르는 새로운 베이킹을 연구한다. 그렇게 우리는 천천히 서로에게 기회와 가능성을 열어주며, 조화로운 삶을 지속해나가고 있다.

2011년 미국에서 마크로비오틱을 배우며, 좋은 벗들을 참 많이 만났다. 스페인에서 온 마리오, 미국에 사는 타시아, 제닌, 캐나다에서 온 셔나, 카르멘 등 많은 친구들과 함께 나눈 소중한 추억들은 이따금 행복한 미소를 짓게 한다. 친구들과 우르르 생협(co-op)으로 몰려가 신선한 유기농 블루베리, 포도, 체리를 사서는 씻지도 않은 채 수다를 떨며 먹곤 했다. 갑자기 쏟아진 소낙비에도 마냥 즐겁게 이야기를 나누다가 물건을 담은 종이가방이 흠뻑 젖으면 그제서야 깔깔깔 웃으며 한바탕 대피 소동을 벌이곤 했던 일이 떠오른다.

조금은 건조한 도시생활만을 해왔던 터라 마치 따뜻한 동심의 세계로 돌아간 기분이었다. 미국에서 생활을 하는 동안 산 속 맑은 공기를 마시고, 숲속의 새소리를 들으며, 아침이슬로 촉촉한 길을 맨발로 걸었다. 길을 걷다 만난 민달팽이, 작은 도마뱀이나 여름 밤 기숙사 뒤뜰의 반딧불은 소중하고 신비로운 친구의 역할을 해줬다. 때로는 아이처럼 무릎을 당겨 안을 만큼의 폭우와 천둥 번개 소리에 밤잠을 설치던 날도, 다음 날 눈을 비비고 올려다본 하늘에 떠 있던 아름다운 무지개까지, 가슴 속에 잊혀지지 않는 아름다운 추억으로 아로새겨져 있다.

따뜻하고 구수한 곡물커피 한 잔과 상큼 달콤한 블루베리 팬케이크를 먹다 보면, 그 당시 행복했던 시간과 추억들이 묻어나 한참을 생각에 잠기게 된다.

〈먹고, 기도하고, 사랑하라 Eat, Pray, Love〉. 엘리자베스 길버트의 자전적 소설을 원작으로 한 영화다. 원작을 읽어보지 못한 채 영화를 보게 됐지만, 느낌이 참 좋았다. 그저 먹고, 생활하는 단순한 일상을 담은 영화였지만, 잔잔하게 흘러가는 장면들 속에서 많은 것을 돌아보게 됐다. 정말 자신이 원하는 삶에 대한 대답을 얻기 위해 이탈리아에서 신나게 먹고, 인도에서 뜨겁게 기도하고, 발리에서 자유롭게 사랑을 하는 주인공. 어찌 보면 먹고, 기도하고, 사랑을 하는 것 자체가 행복의 본질이 아닐까 싶다. 행복에 가까이 가는 길, 먹고 생활하는 데 있어 다른 생명의 피해를 최소화하고, 우리 모두의 안녕을 위한 기도를 나누고, 서로를 인정으로 보살피고 아낌없이 사랑하는 일. 캐나다 어딘가에, 미국 어딘가에서 아름답게 살고 있는 그녀들의 창가에 내리는 비에도 먹고, 기도하고, 사랑했던 우리의 추억이 실려 있으리라 믿는다.

블루베리 효능

블루베리에는 포도보다 3배 높은 안토시아닌 성분이 있어 항산화작용을 하며, 시력 향상에 도움을 준다. 또한 뇌기능을 향상시키며 기억력 증진, 노화 방지에도 좋다. 비타민 A, C, E, K, 마그네슘, 칼륨 등이 풍부해 피부노화 방지에도 좋으며 이외에도 블루베리를 꾸준히 섭취하면 장운동이 활발해져 변비에 좋다. 면역력을 증가시켜 궤양성 대장염, 대장암, 심장병, 동맥경화 등의 성인병을 예방하고, 녹내장, 백내장에도 좋은 효과를 보인다.

Recipe

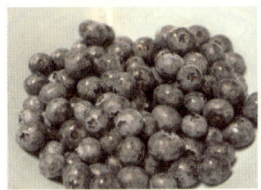 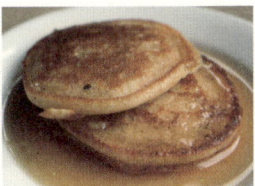

블루베리 팬케이크

재료(7~8개 분량)

통밀가루 200g, 베이킹파우더 1큰술, 두유 300ml, 물 1/4컵, 메이플시럽 3큰술, 현미유 4큰술, 바닐라 익스트레트 1/4작은술, 천일염 1/4작은술, 블루베리 1컵

만드는 법

1. 마른 재료를 모두 채쳐 함께 섞어둔다.
2. 실온에 10분 이상 둔다. 가능하면 1시간 정도 실온에 두는 게 좋은데 그러면 좀 더 잘 구워진다.
3. 약한 불에서 뜨겁게 달군 팬에 코팅하는 느낌으로 오일을 살짝 바르고, 반죽을 한 국자 정도 떠서 적당한 사이즈로 동그랗게 두른다.
4. 윗면에 기포가 생기고, 테두리가 노릇해지면 뒤집어준다.
5. 완성된 팬케이크는 메이플시럽과 함께 먹으면 더 맛있다. 장식은 블루베리, 키위, 딸기 등의 과일이나, 초코시럽을 추가해도 좋다.

Tip

팬케이크는 따뜻할 때 먹어야 맛있다.
냉동 블루베리를 사용할 때는 반드시 해동한 후 물기를 빼고 넣는다.

macrobiotic

주식만큼 중요한 '건강한 간식',
견과류 듬뿍 넛츠바

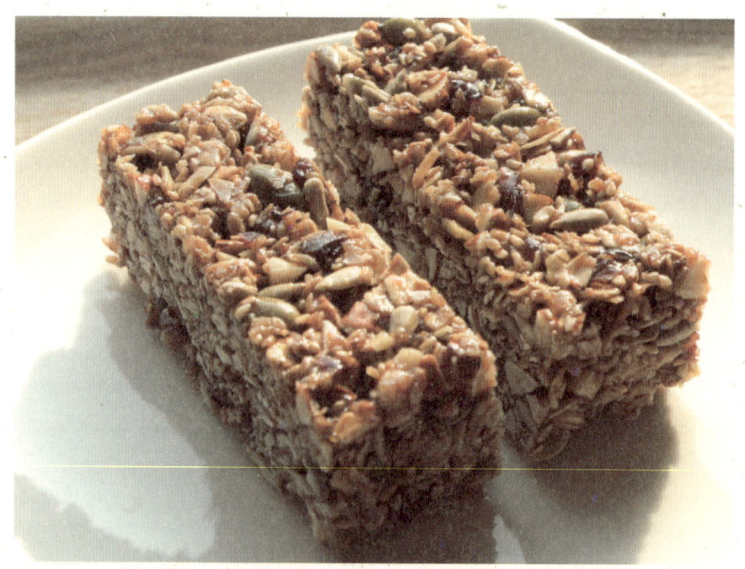

마크로비오틱 공부를 시작하며, 매일 먹는 주식만큼이나 때때로 먹는 건강한 간식거리에 대한 관심이 높아졌다. 초창기 수업시간 때 그룹을 지어서 과일젤리, 곡물 케이크, 콩으로 만드는 간식 등을 만들었는데, 그중에서도 곡물과 견과류를 활용해서 만들었던 넛츠바는 모두에게 인기가 최고였다. 고소하면서도 달콤하니 조금은 허기진 배를 채우기에 좋았고, 다른 간식들보다 먹기에도 간편하고, 휴대하거나 저장하기에도 좋으니, 실생활에서 바로 적용하기 좋은 메뉴라 할 수 있다.

이후에 진행하고 있는 쿠킹클래스에서도 넛츠바는 꾸준한 인기를 얻고 있다. 맛에 대한 만족도도 높지만, 직접 만든 마크로비오틱 메뉴를 가족과 지인들에게 함께 나눌 수 있다는 것에 큰 만족감과 행복을 느끼는 듯하다. 견과류를 준비하는 비용이 만만치 않지만, 마음을 들여 만드는 정성스런 음식을 나누며 '함께'라는 가치를 두는 것이다.

넛츠바는 견과류, 건과일, 통곡물, 현미조청만 있으면 얼마든지 건강하게 만들 수 있다. 여기에 다시마 조각도 함께 넣어주면 음양의 조화를 이루며 좀 더 건강하게 먹을 수 있다. "다시마를 넛츠바에 넣는다고?" 의아한 사람들이 있을지 모르겠다. 고소한 견과류에 달콤한 조청, 그리고 쫀득한 다시마는 의외로 잘 어울린다.

바다에 사는 채소인 다시마는 배변의 양을 늘려주어, 숙변 제거에 많은 도움을 주는 식품 중 하나다. 다시마에는 알긴산이 많이 함유되어 있는데, 이것은 지방의 흡수를 방해하기 때문에 다이어트에 좋다. 다시마는 저열량, 저지방이고 식이섬유가 풍부하기 때문에 포만감을 주어 식사량 조절이 가능하게 해준다. 이처럼 건강에도 좋고, 특히 피부 미용에 효과가 있는 다시마를 넣어주면 넛츠바에 건강한 영양을 더할 수 있다.

넛츠바의 주된 재료인 견과류는 지방 섭취에 좋은 부식이다. 건강에 좋은 불포화지방이 많이 함유되어 있어 콜레스테롤을 낮춰주고 포만감을 준다. 다시마와 마찬가지로 다이어트에 좋은 식품이다. 견과류의 하루 섭취량을 무게로 따지자면 25g정도로, 호두로 치면 5~7개 정도의 양이다. 견과류는 한꺼번에 섭취하는 것보다는 조금씩 나눠서 먹는 게 더 좋으며, 너무 많은 양을 먹으면 과다한 칼로리를 섭취할 수 있고, 위와 장에 부담을 주어 소화가 불편하며 변비나 설사를 일으킬 수 있으니 주의해야 한다. 무엇이든 좋은 약도 과하면 독이 되는 법이다. 단단한 견과류의 성분이 위벽에 부담을 줄 수도 있기 때문에 꼭 적당량을 섭취하도록 한다. 또한 견과류는 지방 성분이 많아 쉽게 산화되기 때문에 한 번에 많이 사두지 말고, 필요한 만큼만 구매하고 밀폐용기에 담아 냉장, 냉동 보관하는 것이 좋다.

한시가 바쁜 일상을 살아가는 현대인들에게는 여유로운 한 끼 식

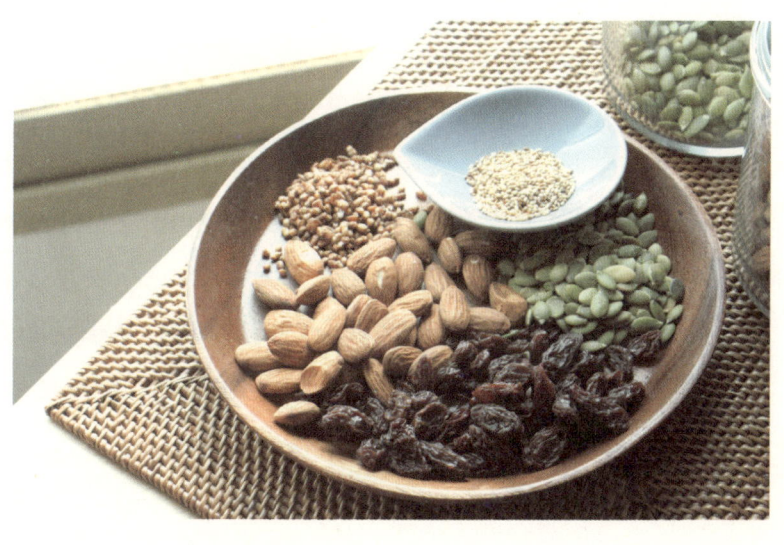

사도 사치가 되어버렸다. 건강한 삶을 위해 제때 제대로 된 식사를 해야 함을 알면서도 간단히 먹을 수 있는 음식으로 끼니를 해결하는 것을 선호한다. 그래서일까, 언제부터인가 영양도 보충할 수 있고 칼로리도 낮다고 말하는 스낵바, 영양바 같은 가공식품들이 편의점과 마트에 줄줄이 들어섰다.

하지만 시중에 파는 다이어트바, 스낵바를 꼼꼼히 살펴보면 마시멜로, 설탕, 과당 등 각종 첨가제가 잔뜩 들어가 있다. 이름만 다이어트, 건강 스낵이지 실상은 그렇지 않은 것이다. 우리는 순간의 편리함을 위해 불편한 진실을 숨기고 있는 간편 음식들을 너무 손쉽게 사먹고 있는 듯하다.

대학시절에 수업 간 이동시간이 짧을 경우, 식사를 챙기기 애매한 때가 많았다. 그럴 때는 시중에 판매하는 영양 스낵바를 자주 먹었다. 한창 영양 섭취를 잘 해줘야 할 시기에, 제대로 된 식사를 하지 않고 끼니 때우기 식의 식습관이 이어지면서 면역력이 약해졌다. 나름 영양을 챙긴다고 골라서 사먹었던 스낵바이지만, 그때는 간편함 속에 숨겨진 함정을 몰랐던 것이다. 편리하다는 이유 외에도, 많은 여성들이 칼로리를 고민하며 다이어트 스낵바를 선택한다. 우리가 흔히 잘못 생각하고 있는 것 중 가장 큰 하나가 바로 칼로리다. 다이어트를 하는 여성들은 칼로리를 따져가며 음식 섭취를 하는데, 이는 건강한 다이어트에 전혀 도움이 안 된다.

칼로리가 낮은 음식이라면 어떤 음식이든 먹어도 되고, 얼마든지 먹어도 다이어트에 효과적일까? 햄버거 메뉴판을 보며 어떤 종류의 햄버거가 칼로리가 더 낮은지를 따지고, 저지방우유를 마시고, 제로 칼로리 다이어트 콜라를 마시면 우리는 조금 더 날씬해질까? 이는 삶의 건강과 조화라는 큰 숲을 보지 못한 채 눈앞의 체중 감량이라는 나무 한 그루만을 보고 저지르는 흔한 실수다. 우리는 칼로리, 무게 등의 수치화된 것 이면의 본질을 볼 수 있어야 한다.

우리가 어떤 음식을 먹고 살아가야 하는지, 우리를 채우는 에너지는 어떤 것이어야 하는지, 주식을 어떻게 먹고, 부식을 어떻게 관리해야 할지, 그리고 우리가 먹는 것이 어떻게 우리 자신을 이루는지에 대해 고민하고 알아갈 수 있기를 바란다.

등산, 조깅 등의 야외활동을 할 때, 가족, 연인과 함께 나들이를 떠날 때, 더 이상 화학감미료로 덩어리진 가공식품이 아닌, 자연의 에너지를 담은 식재료로 만든 넛츠바와 함께하는 삶. 하루하루의 좋은 일상의 힘과 에너지가 우리의 삶을 조화롭게 할 것이다.

견과류의 효능

견과류에는 건강에 좋은 불포화지방이 많이 함유되어 있어 콜레스테롤을 낮춰주고 포만감을 주며, 다이어트에도 효과적이다. 다양한 견과류의 효과에 대해 알아보자.

- **아몬드**: 칼슘, 마그네슘, 인, 미네랄이 풍부해 뼈를 튼튼하게 해주고 골다공증에 좋으며 식이섬유가 풍부해 다이어트에 좋다.

- **땅콩**: 비타민B가 다량 함유되어 체내에 불필요한 지방을 제거해주고, 단백질과 아미노산이 풍부해 근육을 튼튼하게 해준다.

- **해바라기 씨**: 칼륨, 칼슘, 아연, 비타민B를 다량 함유하고 있어 고혈압, 신경과민에 효과가 있으며, 비타민A, E가 많아 면역력을 높여준다. 아미노산은 소화력을 높여주고, 다량의 엽산은 심장질환이나 뇌졸중 예방에 효과적이다. 특히 해바라기 씨에서 추출한 액은 우리 몸에 좋지 않은 LDL 콜레스테롤을 억제하는 데 효과가 있다.

- **호박씨**: 칼슘, 비타민, 나트륨, 인 등 미네랄 성분이 풍부하게 들어있으며, 신장결석 예방, 수면장애 예방, 알레르기성 비염 치료에 좋고, 남성호르몬 생성촉진에 도움이 된다.

- **참깨**: 강력한 항산화작용으로 암을 예방하며, 간장병 예방과 숙취에도 좋다. 리놀산과 올레인산 등 동맥경화를 예방하는 지방으로 이루어져 있으며, 양질의 단백질을 함유하고 있다. 피로회복에 좋은 비타민B, 노화예방에 좋은 비타민E, 빈혈에 좋은 철과 구리, 강장작용에 좋은 아연, 치골을 강화시켜주는 칼슘이 풍부하다.

Recipe

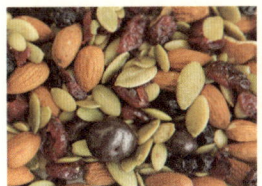 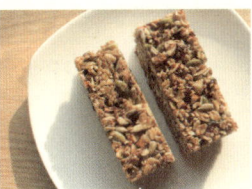

넛츠바 GF

재료

해바라기 씨 1/2컵, 조각낸 아몬드 1/2컵, 참깨 1/4컵, 조각낸 땅콩 1/4컵, 현미튀밥 1/2컵, 잘게 다진 건포도(곶감, 건푸룬 등의 건과일로 대체 가능) 1/4컵(조리 전에 살짝 데워둔다), 다시마 1조각(다시마는 미리 구워서 절구에 갈아놓는다), 조청 1/2컵, 메이플시럽 1/4컵, 천일염 약간(1/4작은술)

만드는 법

1. 해바라기 씨, 아몬드, 땅콩, 참깨는 함께 볶는다.
2. 볶은 견과류에 데워둔 다진 건포도, 갈아둔 다시마, 현미튀밥을 넣어 섞는다.
3. 조청과 메이플시럽은 잘 섞어서 팬에 넣고 천일염을 넣어 가열한다. 끓기 시작하면 불을 끈다.
4. 2를 팬 한쪽에 밀어놓고, 시럽을 바닥에 넣으면서 재료들이 서로 잘 붙게 한다. 모든 재료들이 잘 섞이도록 나무주걱으로 저어준다.
5. 살짝 기름을 바른 쿠키시트 위에 4를 얹어서 굳을 때까지 식힌 뒤 먹기 좋게 조각낸다.

Tip

넛츠바를 치유식으로 먹거나 건강관리를 하고 싶다면 메이플시럽을 사용하지 않고, 천연 과일 잼이나 엿기름을 넣으면 된다. 각자의 기호, 건강 상태, 재료 여건에 따라 유동적으로 만들어보자.
쿠키시트가 없다면 파운드 틀과 같은 베이킹 틀이나, 직사각형의 틀을 이용하면 편리하다.
넛츠바를 오븐에 구울 때는 180도로 예열한 뒤, 10분 정도 굽는다.

macrobiotic

제철과일을 생생하게 맛보는,

딸기젤리, 수박젤리

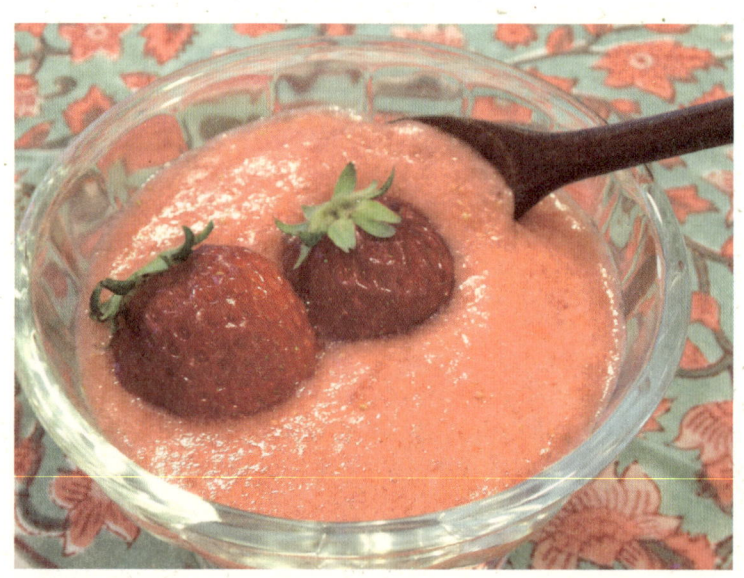

자연의 섭리대로 산다는 것은 무엇일까? 여러 가지로 생각해볼 수 있겠지만, 나로서는 우리에게 허락된 계절을 온전히 즐기며 사는 게 아닐까 싶다. 봄이면 갖은 봄나물의 향연과 함께 딸기의 싱그러움으로 가득 찬 계절을 만끽하고, 무더운 여름날엔 신선한 푸성귀 밥상을 차리고, 시원한 수박 한 입 베어 물며 뜨거운 열기를 식히는 것처럼 말이다.

딸기 1Kg, 수박 한 통 값이 만만치 않은 요즘이지만, 한편으로는 몇만 원하는 케이크나 아이스크림을 생각하면 천연 당분의 딸기, 수박이 훨씬 맛있고, 경제적이고, 건강에도 이롭다. 가족 인원수가 적은 집은 수박 한 통이 많다고 생각할 수 있지만, 생각을 조금 바꿔보면 수박은 함께 나눠먹는 재미가 있어 더 맛있고 달콤한 과일이다. 수박이 남았다면 맛있고 건강한 천연 과일젤리를 만들어 먹을 수 있고, 그러고도 남은 수박 껍질은 수박김치나 피클로 담가 먹으면 되니 버릴 것 하나 없는 과일인 셈이다.

문득 내 생애 첫 쿠킹클래스가 생각난다. 때는 7월, 한여름 장마철이라 비가 억수같이 내리는 날이었다. 메뉴 중에는 수박젤리 시연이 있었다. 한천가루를 잘 용해하고 사과주스와 천일염을 넣어 젤리액을 그릇에 붓는 것까지는 아무 문제가 없었다. 그런데 타이밍을 잘못 맞춘 것인지 한천가루 계량이 잘못된 것인지, 수박젤리가 굳지를 않았다. 냉장고에 넣었다 냉동고에 넣는 것을 몇 번이고 반복했지만 결국 살얼음이 생긴 수박샤베트가 되어버렸다. 빗속에도 춘천, 김포 등지로부터 먼 길을 달려온 수강생들에게 죄송하고 부끄러운 마음이 들었다.

식은땀이 송글송글 맺히던 그 순간이 아직도 생생하다. 다행히 수강생들은 너그러이 이해하고 넘어갔지만, 마음이 편치 않아 다음날 다시 수박젤리를 만들었다. 얄궂게도 아주 탱글탱글한 수박젤리를 완성했다. 미국에서 쓰던 한천은 알갱이 형태여서 가루 형태였던 한국 한천을 쓰다 보니 다른 결과물을 가져왔던 것이다. 미국에서 배운 마크로비오틱 음식 중에는 한국에서는 구하기 어려운 식재료로 만들어야 하는 것도 더러 있다. 그렇다고 매번 미국이나 다른 나라에서 식재료를 공수해다 쓰는 것은 여러 불필요한 문제를 수반한다.

푸드 마일리지, 식품이 생산된 곳에서 일반 소비자의 식탁에 오르기까지의 이동거리다. 푸드 마일리지는 이동거리(km)에 식품수송량(t)을 곱해 계산한다. 푸드 마일리지가 높으면 운송에 따른 온실가스 배출이 많아진다는 뜻으로, 환경에 영향을 주는 정도를 평가하는 지표로 사용된다. 전 세계적으로 농산물 공급의 해외의존도가 높아지면서 수입농산물에 대한 안정성, 신선도의 문제가 거론되고 있다. 여기에 푸드 마일리지로 가늠할 수 있는 온실가스 등은 기후 변화를 가져오는 심각한 환경문

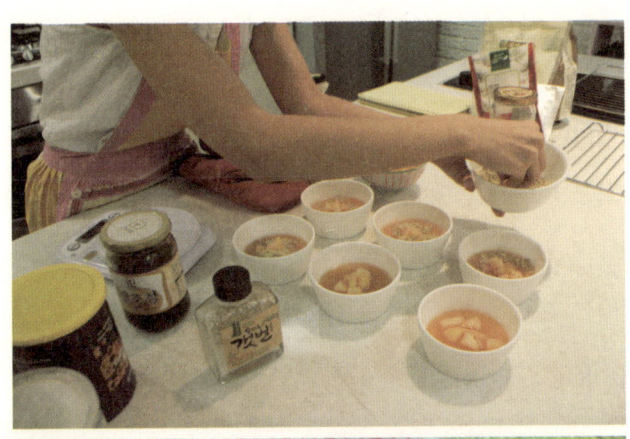
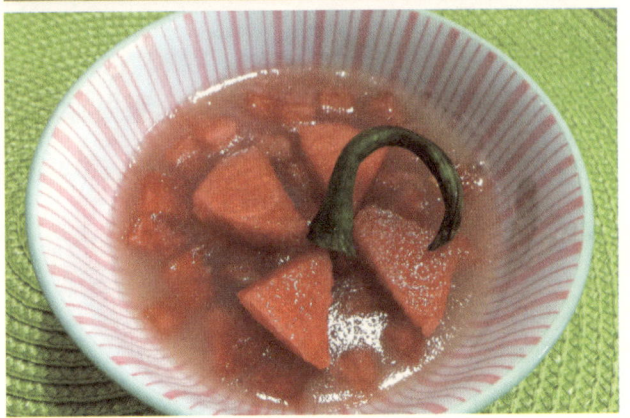

제로 연결된다.

　　결론적으로 가능한 한 가까운 곳에서 생산된 지역 농산물을 소비하는 것이 식품의 안전성도 높이고, 수송에 따른 환경오염도 줄이는 방법이다. 2010년 국립환경과학원의 조사에 따르면, 한국인의 밥상에 오르는 외국 식품이 늘어나면서 1인당 식품수입량이 연간 468kg에 이르는 것으로 나타났다. 푸드 마일리지가 10년 동안 37%나 증가한 것이다. 이는 한국, 일본, 영국, 프랑스 4개국의 곡물, 축산물, 수산물, 야채, 과일, 음료수 등 9개 식품에 대한 푸드 마일리지와 이산화탄소 배출량을 산정한 결과로 1인당 식품 수입량과 푸드 마일리지 역시 우리나라가 가장 높았다.

　　신토불이 밥상이란 말도 이제 옛말이 되어버렸다. 푸드 마일리지를 낮추기 위해서라도 이젠 로컬 푸드, 지역농업에 관심을 가져야 할 때다. 푸드 마일리지는 결국 우리의 건강과 환경 보호로 이어진다. 그렇기에 앞으로도 가급적 한국의 신토불이 재료들을 활용해서 좀 더 건강하고 맛있는 힐링푸드를 만들고 싶다.

　　시중의 젤리는 동물에서 추출한 성분인 젤라틴으로 만든다. 이는 동물의 가죽·힘줄·연골 등을 구성하는 천연 단백질인 콜라겐을 뜨거운 물로 처리하면 얻을 수 있는 유도 단백질의 일종이다. 굳이 생명 유지에 필요한 음식도 아닌, 어쩌다 한 번 먹는 젤리를 위해 생명에게 큰 빚을 지는 건 과하다는 생각이 든다. 물론 식물도 생명을 갖고 있다. 하지만 인간은 살아가기 위해 다른 생명에게 의존할 수밖에 없는 존재다. 그렇다면 생명의 희생을 최소화할 수 있는 삶을 선택하고 싶다. 함께 더불어 사는 세상 속에서 모든 생명이 좀 더 행복하고 평화로울 수 있는 방법, 조금만 관심을 가지면 우리 생활 속에서 쉽게 찾을 수 있다.

수박젤리를 굳게 해줄 성분은 젤라틴을 대체해 한천가루를 활용하면 된다. 바다의 식물인 우뭇가사리에서 추출한 식물성 재료인 한천은 다른 식이섬유와는 달리 칼로리가 없고, 콜레스테롤 수치를 내려준다. 여기에 설탕을 넣지 않고 과일 자체의 단맛과 100% 사과즙, 천일염을 넣으면 그야말로 건강하고 맛있는 천연 과일젤리를 만들 수 있다. 계절마다 다르게 수확하는 제철 과일로 다양하게 만들어 먹을 수 있으니 참 다채롭다.

수박젤리 역시 제철에 난 유기농 수박으로 만든다. 사람도 자고로 온실 속 화초처럼 자라기보다는, 대지의 기운을 받아 뛰어 놀며 자라야 잔병치레도 없고 정신도 육체도 건강하다. 하지만 현실은 비바람과 햇볕을 견디며 스스로의 생명력을 키워나가게 하기보다, 인위적으로 조건을 만들어주고, 여러 가지 방법과 수단을 동원해 농산물을 키우고 있다. 편리성을 추구하다 보니 순서를 따지지 않고 사시사철 먹고 싶은 대로 먹고 살면서 정작 우리의 몸과 정신은 나약해지고 있다.

이젠 혀끝의 욕구만을 채우기보다는 사람과 자연의 조화로운 삶을 생각하며 봄이면 봄의 과일과 채소, 여름에는 여름의 작물들, 가을에는 가을 과일을 먹으며 자연의 생명력을 담고 자라나준 대지의 선물에 감사하자. 올해는 무더위가 더 길 듯하다. 기다리는 비가 오지 않아 가뭄이 길어지면 농민들의 시름이 깊어진다.

우리가 수입과일을 더 많이 먹을수록 지구 온난화가 가중되고, 기후 변화를 일으켜 그것이 다시 우리에게로 돌아온다는 것을 깨닫길 바란다. 우리 바다와 땅의 기운을 듬뿍 받은 천연젤리는 그 맛이 좋기도 하지만, 삶 속의 작은 실천으로 우리의 자연환경이 더 평화롭고 건강할 수 있어 더욱 기쁘고 풍요롭다.

수박, 딸기, 한천의 효능

- **수박**: 수박은 대부분 수분으로 이루어져 있고, 수박의 단맛은 체내 흡수가 빠른 과당과 포도당으로 이루어져 있는데, 이는 섭취 후에 바로 에너지로 바뀐다. 그래서 몇 조각만 먹어도 든든하고 힘이 난다. 수박에는 칼륨 성분이 많은데, 혈압을 낮추는 데 도움을

주고, 우리 몸속의 나트륨과 노폐물을 밖으로 배출시켜 몸의 붓기를 빼준다. 수박의 붉은색에는 리코펜 성분이 함유되어 있어 항암효과에 좋으며, 노화 방지에 좋다. 또한 시트룰린이라는 아미노산이 함유되어 있어 이뇨작용을 돕고, 신장병이나 당뇨병에 좋다.

- **딸기**: 딸기는 풍부한 당분(포도당과 과당)과 구연산, 사과산 등의 유기산을 함유하고 있어, 식전에 먹으면 위산 분비를 증가시켜 식욕을 증진시킨다. 많은 양의 비타민C, 철분을 함유하고 있어, 피부를 아름답게 하고 혈색을 좋게 하며, 빈혈에도 좋다. 식물섬유의 하나인 펙틴 함유량도 많은데, 펙틴은 혈중 콜레스테롤을 낮춰 동맥경화, 고혈압의 예방과 개선에 도움이 된다. 이외에도 해열, 이뇨, 가래 제거의 효능도 있어 감기나 기관지염에 좋다.

- **한천**: 한천은 칼로리가 거의 없고, 80% 이상이 소화기관에서 흡수되지 않는 식이섬유로 구성되어 있는데, 이는 변비해소에 도움을 줄 뿐만 아니라, 혈당 상승을 막아 콜레스테롤을 감소시키는 효과가 있어 당뇨병 환자, 비만환자에게 좋다. 뿐만 아니라 다량의 칼슘, 인, 철분을 함유하고 있다. 한천은 수분을 잘 흡수하는 성질이 있는데, 포만감을 느끼게 해줘서 다이어트에 효과적이다.

Recipe

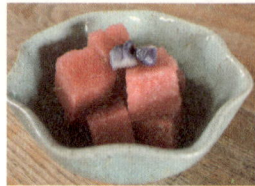
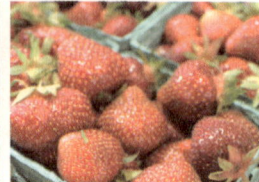

수박젤리 GF

재료

작은 주사위 모양으로 썬 수박 2컵, 사과주스 2컵, 한천가루 2큰술, 천일염 1/4작은술

만드는 법

1. 사과주스, 천일염, 한천을 함께 넣어 약한 불로 약 2~3분간 한천가루가 녹을 때까지 끓인다. 가끔 저어준다.
2. 수박을 작은 주사위 모양으로 썬다.
3. 수박을 접시나 틀에 골고루 깔고, 1을 부어준다.
4. 실온에서도 잘 굳지만, 굳지 않는다면 젤리로 굳을 때까지 약 45분에서 한 시간 정도 냉장고에 넣어둔다.

딸기젤리 GF

재료(5~6인분)

딸기 2컵, 사과주스(無첨가제 사과즙) 1컵, 한천가루 1큰술, 레몬즙 1/2작은술, 천일염 한 꼬집, 토핑(딸기)

만드는 법

1. 딸기를 흐르는 물에 잘 씻은 다음, 꼭지를 따내고, 믹서기에 넣어 주스가 될 때까지 갈아준다.
2. 사과주스, 한천가루, 천일염을 소스 팬에 넣고 중간 불에서 약한 불로 저어가며 한천가루가 다 녹을 때까지 끓인다.
3. 갈아둔 딸기 즙을 넣어 약한 불에서 함께 끓인다. 불을 끄고 어느 정도 식힌다.
4. 디저트 컵에 부은 다음 작게 썰어둔 딸기 및 블루베리나 다른 과일을 올려 장식한다. 차가운 곳에서 약 20~30분간 동안 굳힌다. 잘 굳지 않는다면 냉장고에 넣어서 굳힌다.

Tip

수박, 딸기 외에도 사과, 블루베리, 복숭아 등 다양한 제철 과일을 활용해서 과일 젤리를 만들 수 있다.
사과젤리의 경우는 한천, 천일염, 물과 함께 끓여준다.
여름에 나오는 멜론이나 베리 종류의 과일은 따로 조리할 필요가 없다. 과일에 뜨거운 한천 액을 넣고 굳혀서 젤리로 만들면 된다.
한천가루에 그냥 물만 넣고 조리할 경우에는, 건포도 1/2컵을 넣어서 단맛을 낼 수도 있다. 이때 건포도는 사과를 넣을 때 함께 넣고 위와 같이 요리한다.

macrobiotic

설탕 없이도 얼마든지 달콤하다,
애플컴포트

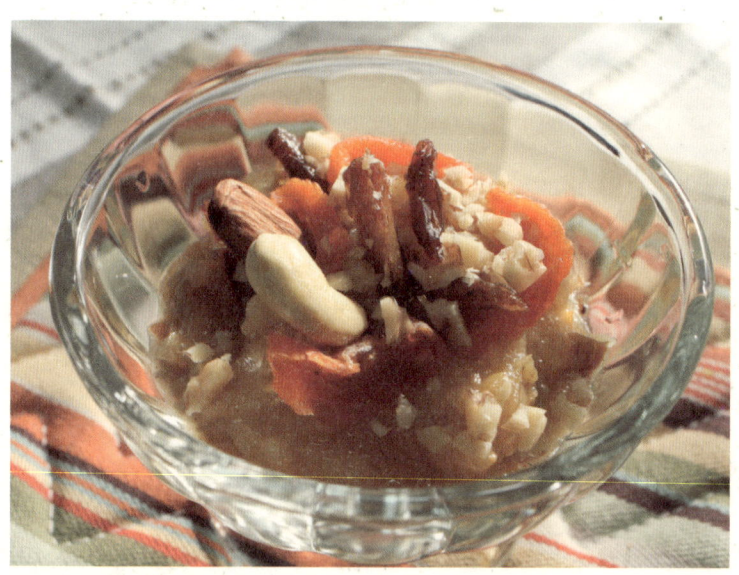

우리는 배불리 식사를 마치고 나서 후식으로 과일을 먹는 생활에 익숙해져 있다. 당연시 여기는 일상의 습관이 우리의 건강에 소리 없이 적신호를 울리고 있다는 것을 생각해봤는가? 과일은 주식이 아닌 부식이다. 과일은 그 자체로 수분이 많고, 당도가 높아 음성 성분이 강한 먹거리다. 그러니 아무리 과일이라도 많이 먹으면 설탕을 먹는 것과 진배없다.

특히 열대작물인 바나나, 파인애플, 코코넛, 야자 등은 극음성의 과일들로 온대기후에 사는 우리에게는 적합하지 않은 과일이다. 과일이 지니고 있는 음성의 성분은 신체를 차갑게 하고 조직을 이완시킨다. 이로 인해 경련 또는 신체에 쥐가 날 수 있고, 임신부의 경우는 유산의 위험이 있을 수도 있다. 그러나 흔히들 과일은 건강에 좋다 여기며 아침 식사 대용으로 과일만 먹거나, 다이어트 식단으로 과일식을 하는 경우가 많다. 신체를 차갑게 만드는 식습관은 면역력을 저하시킨다. 질병은 면역력이 낮아진 순간을 놓치지 않고 찾아온다.

물론 지나친 육식의 습관으로 양성의 기운이 넘치는 경우에는 음성의 녹색 잎채소나 과일 등을 먹는 것이 도움이 된다. 중요한 것은 자신이 태어나 살고 있는 곳의 환경, 계절, 체질, 건강 상태 등을 고려하여 주식과 부식을 구분해야 한다는 점이다. 이 부분은 아무리 강조해도 지나치지 않다. 하지만 오늘날 우리의 입맛은 주식, 부식 할 거 없이 달고 짠, 자극적인 맛에 취해 있다.

　　미국 마크로비오틱 학교 생활 중 가장 어색했던 점은 식단에 과일이 거의 포함되어 있지 않다는 것이었다. 그곳에서 지낸 시간의 절기상 봄, 여름의 싱싱한 과일들을 많이 먹을 수 있었는데도 말이다. 주중 내내 산중 학교에 있다가, 주말이 되어 마을 생협에 가보면, 다채로운 과일들이 색색의 유혹을 건넸다. 결국 그 유혹을 뿌리치지 못하고 몇 번 딸기나 블루베리, 포도, 체리와 바나나를 사먹기도 했다.

　　마크로비오틱의 식단을 준수하는 학교에서는 일주일에 한두 번 정도 과일을 먹었다. 매주 제철에 나는 유기농 과일을 먹었고, 1인당 먹을 수 있는 양도 정해져 있었다. 이는 과일이 아까워서가 아니라, 적당히 먹어야 하는 부식이기 때문이었다. 여기에 과일이나 채소 자체의 당도를 활용해 만든 디저트도 일주일에 한두 번 정도 나오는데, 설탕을 쓰지 않고 현미조청이나 엿기름, 과일즙을 활용해 천연의 단맛을 보존한다.

　　이처럼 마크로비오틱에서는 모든 음식에 설탕을 쓰지 않는다. 정제든 비정제든 설탕을 쓰는 것을 본 적이 없다. 너무 단 음식을 먹으면 머리가 띵하고 속이 불편한 경우가 있다. 채식을 하고 난 이후 원래의 감각이 살아나면서 단맛이나 자극적인 맛에 더 민감해졌다. 설탕 없이 사

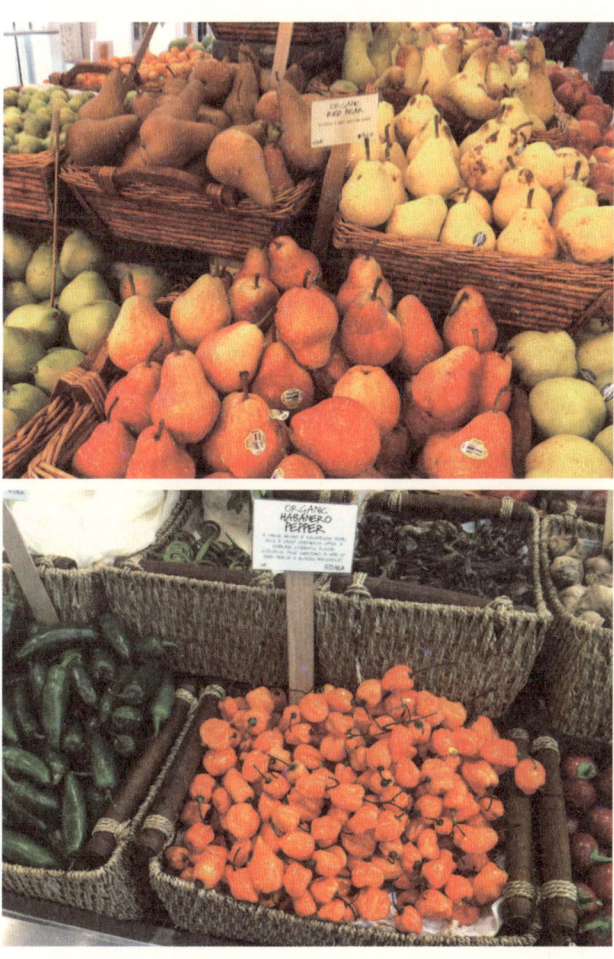

과, 블루베리, 딸기, 복숭아 등의 과일·채소들을 활용하여 만드는 마크로비오틱 디저트는 이런 내게 부작용 없는 행복감을 주었다. 그리고 천편일률적이었던 채식생활에 다채로운 색을 입혀주었다.

사실 이전까지는 백설탕이 몸에 해롭다는 인식은 확실히 있었지만, 유기농 비정제 설탕은 건강에 해롭지 않다고 생각해왔다. 백설탕은 사탕수수를 화학 정제해서 만들어내는 당분이다. 백설탕에 당밀을 넣고 가열하면 황설탕이 되고, 이 황설탕에 캐러멜 색소 등의 당을 더 첨가하면 흑설탕이 된다. 이렇듯 설탕의 불편한 진실이 알려지면서 요즘은 비정제 사탕수수당을 쓰는 이들도 많아졌다.

그러나 사탕수수는 아열대나 열대에서 자라나는 극음성의 작물이기에 우리와 같은 온난한 기후에는 알맞지 않다. 우리는 전 세계적으로 단맛이 지나치게 강조되고 있는 시대를 살고 있다. 사탕수수 원당 자체도 극 음성을 띄고 있어 주의를 기울여 먹어야 하는데, 여기에 수많은 화학 감미료가 첨가되어 정제된 당분은 천연의 것이 아니므로 인체에는 매우 해롭다. 오늘날 설탕 섭취량은 인간의 신진대사를 위협할 정도로 과다하다. 일부 학자들은 설탕이 인체에 미치는 유해성은 음주의 유해성과 맞먹는다고 말한다. 과거 50년 동안 전 세계의 설탕 소비량은 두 배나 증가했다. 비만에 걸린 사람들이 부단히 늘어나고 있는 추세 또한 이와 직결되는 문제다.

　　물론 우리에게 단맛은 중요하다. 피로가 오거나 기분이 우울할 때 초콜릿을 찾게 되는 건 생리적인 현상이다. 그러나 이때 설탕이 들어간 초콜릿이나 디저트를 먹는 것은 화학적인 반응으로 인한 잠시 잠깐의 기분전환을 위한 것이며, 오히려 신체에 필수적인 비타민B, 칼슘, 마그네슘 등이 배출된다.

　　이젠 건강한 천연의 단맛을 우리 몸에 공급해주자. 설탕 없이도 충분히 건강한 달콤함으로 행복해질 수 있다. 여러 가지 맛있는 디저트가 있지만, 그중에서도 새콤달콤한 사과와 건 과일을 활용해 끓여 만드는 사과 죽 디저트, 애플컴포트는 단연 최고의 디저트다. 아이들의 간식으로도 참 좋으며, 단맛을 좀 더 줄이면 어린아이들의 이유식으로도 손색없다. 부드러운 식감으로 파티나 손님초대용으로 어른들이 먹기에도 좋은 건강 디저트다.

◇◇◇◇◇◇◇◇◇◇ 사과의 효능 ◇◇◇◇◇◇◇◇◇◇

사과는 대표적인 알칼리성 식품으로, 85%의 수분과 당질, 식이섬유, 비타민 등이 함유되어 있다. 펙틴 등의 수용성 식이섬유와 항산화물질인 안토시아닌 등의 좋은 성분은 대부분 껍질에 있어 껍질째 먹는 것이 좋다. 사과 속의 비타민C는 피부 건강에 좋고 펙틴과 당질은 당뇨병 예방에 도움을 준다. 고혈압, 동맥경화를 억제하며, 항암 효과도 있다. 일반적으로 우리 몸의 신진대사가 활발하게 이뤄지는 때는 아침으로, 이때 사과를 먹으면 포도당이 공급되면서 두뇌 활동이 원활해진다. 또 사과의 수용성 식이섬유인 펙틴은 장운동을 촉진해 배변 활동에 도움을 준다. 반면 에너지 소모가 적은 저녁에는 사과의 당분이 쓰이지 않고 그대로 남아 몸에서 지방으로 합성되고, 이로 체지방이 증가할 수 있다.

사과를 보관할 때는 다른 과일이나 채소와 따로 두어야 한다. 이는 사과의 식물 노화 호르몬인 에틸렌이 주변 과일과 채소의 숙성을 촉진시켜 금방 무르게 하고 시들게 하기 때문이다.

Recipe

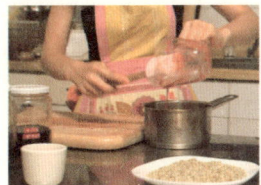 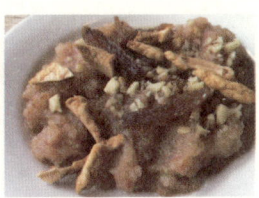

애플컴포트 GF

재료

사과 간 것 2컵, 금귤 6개(강판이나 프로세서로 갈아둔다. 금귤 대신 복숭아를 써도 좋다), 건포도나 건과일 1/4컵, 한천가루 2큰술, 사과주스 1큰술, 천일염 한 꼬집, 생수, 토핑(다진 호두, 아몬드 등의 견과류, 건포도 등 건과일 슬라이스)

만드는 법

1. 건포도 및 건과일을 잘게 다진다. 냄비에 천일염을 넣고, 물을 붓고, 뚜껑을 닫고 5분 정도 약한 불에서 끓여둔다.
2. 물이 끓어오르면 갈아둔 사과와 금귤을 넣고 부드러워질 때까지 중간 불에서 끓인다.
3. 한천가루를 물에 풀어 넣어 다른 재료들과 함께 저어준다. 불을 약한 불로 줄인다.
4. 2~3분 정도 더 끓여준다.
5. 그릇에 담고, 토핑을 얹어 장식한다.

macrobiotic

156

자연 치유력과 면역력을 높여주는,
달콤 채소차

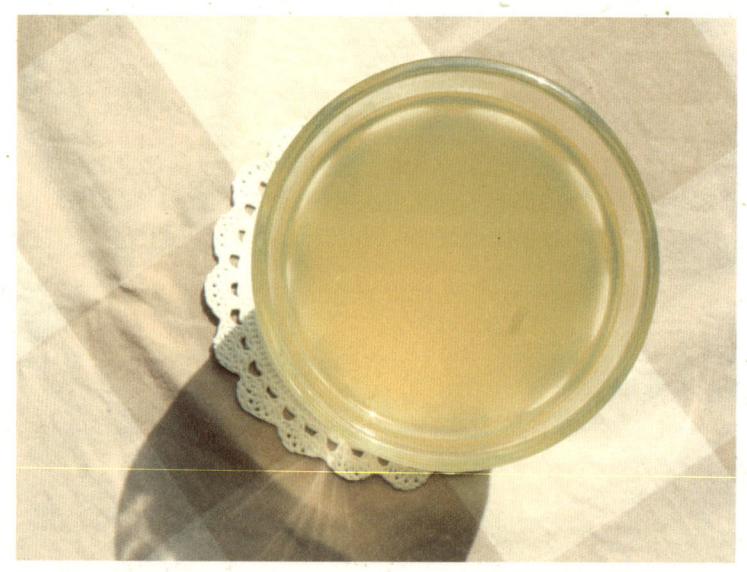

점심식사를 마치고 오후 2시가 넘어가니 노곤하고 잠이 쏟아진다. 내가 먹은 음식을 체내 장기들이 열심히 소화하는 데 에너지가 쓰여 식후에 오는 식곤증이다. 우리의 신체는 가장 솔직한 친구다. 내가 무엇을 먹었는지, 얼마나 먹었는지에 따라 반응이 달라진다.

예를 들어 점심식사로 기름진 갈비찜을 먹었다고 생각해보자. 먹은 만큼의 열량을 소화하기 위해, 체내의 장기들은 부지런히 움직여야 한다. 아무래도 무겁게 식사를 한 터라 속도 편안하지 않다. 그 사이에 많은 에너지가 쓰여 장기들이 지치고, 우리도 지치니 휴식이 필요하게 된다. 자신도 모르게 잠이 오고, 쉬고 싶어진다.

그렇다면 다른 예로 현미밥에 쌈채소와 된장, 나물로 가벼운 음식을 먹었다고 생각해보자. 현미밥을 꼭꼭 씹어 채소와 발효식품으로 가볍게 점심식사를 한다면 식사를 마치고 나서 속도 편하고 식곤증도 크게 오지 않는다. 오후의 일과를 이어가는 데에도 큰 힘이 들지 않고, 가뿐하다.

오늘날 잘못된 식습관 및 생활습관으로 인해 많은 현대인들은 저혈당 증세를 겪고 있다. 저혈당증은 혈중 포도당이 정상 수치 이하로 감소하여 발생하는 병적인 상태를 말한다. 정상인의 경우 이른 아침 공복이라면 혈당치가 60~100mg/dl 이며 식후에도 169mg/dl 이하이다.

혈당치가 50mg/dl 이하로 떨어진 경우가 저혈당이고, 이로 인해 나타나는 신경 증세를 저혈당증이라고 한다.

한때 룸메이트였던 제닌은 저혈당 증세가 있었다. 제닌은 조금이라도 무리를 하는 날에는 오후 수업에 피곤함을 느끼면서 단 음식들을 섭취했다. 단 음식을 많이 섭취한 날은 손이 떨리는 증세도 보였다. 그날은 밀고기를 만들던 날이었다. 글루텐 알레르기가 있어 밀고기 만들기에 직접 참여하지는 않았지만 제닌은 여느 때와 같이 수업에 참석했다. 그러다 갑자기 저혈당 증세가 온 제닌은 순간적으로 혼수상태가 되었던 것 같다. 그 날 제닌은 수업 내내 바닥에 누워 있었다. 다행히 큰일은 없었지만 저혈당에 대해 새삼 경각심을 갖게 되었던 날로 기억된다.

그래서일까? 제닌은 저혈당 증세를 완화시켜주는 음식이나 대체요법에 관심이 많았다. 허브 차와 관련된 전문서적을 보며 직접 자신의 몸 상태에 맞는 허브잎차를 구매하고, 단맛을 내는 단호박, 당근, 양배추, 양파 등의 채소를 다져서 물에 우려낸 달콤 채소차, 소금에 절인 일본식 매실을 끓여 만드는 우메보시차 등 마크로비오틱의 치유식에 대한 두꺼운 서적을 껴안고 밤늦도록 열띤 공부를 했다. 그녀의 열정을 보며 지난날 내 자신의 모습이 겹쳐졌다.

나 역시 몸 전체로 번져나간 건선의 흔적을 지우기 위해 노력했던 때가 있었다. 그동안 무엇을 먹고, 어떻게 살아왔는지 미처 놓쳤던 부분들까지 세밀하게 돌아봤다. 그리고 처음부터 다시 시작했다. 좋아하고 즐겨먹던 음식들의 문제점을 살피고, 식이조절을 시작했다. 어떤 음식과 차를 먹을지, 운동을 몇 시간 하고, 몇 시에 수면을 취할 것인지와 같은 치유 계획을 세우고 모든 것을 스스로 준비했다.

아프다 해서 나약해지고 나태해지지 않으려 최선을 다했다. 그러면서도 내 모습을 정면으로 마주하기란 참 쉽지 않은 일이었다. 샤워를 할 때면 거울 속에 비치는 모습을 마주볼 자신이 없어서 뜨거운 수증기가 가득 차 거울이 뿌옇게 될 때까지 덩그러니 앉아 있는 적이 많았다. 그래도 가슴 속에는 희망과 용기를 품었다. 반드시 좋아지리라 믿으며 어려운 상황에서도 인내와 감사의 마음을 배웠다.

감사하게도 지금은 건강을 되찾고, 이제는 스스로의 배움과 경험을 가족들과 주변 분들에게 나누며 살고 있다. 아버지는 당뇨병에 고혈압이 있으셔서 오래 전부터 약을 복용하셨다. 잘못된 식습관과 생활습관이 문제였지만, 그 이전에 나와 가족을 위한 희생으로 먹고 생활하는 것에 있어서 타협도 있으셨을 것이고 무엇보다 심신이 많이 지쳐있던 상태였다. 당뇨병 환자의 경우 혈당을 제대로 흡수하지 못하고 자꾸만 밖으로 배출하게 되면 혈당치가 낮아져 일시적 저혈당 증세가 나타나는데,

이 저혈당 증세가 심해질 경우 정신이 혼미해지면서 본인 스스로 대처하지 못하는 위급한 상태를 초래할 수도 있다.

그래서 많은 사람들이 이런 경우를 미리 대처한다는 생각에 초콜릿이나 사탕 등으로 당분을 섭취하는데 이는 증세 완화에 도움을 주지 못한다. 순간적인 효과는 있을지언정 결과적으로는 증세를 더 심각하게 만든다. 돌이켜보면 마크로비오틱 공부를 마치고 돌아와서 내 몸을 살피고 우선적으로 해야 할 일들을 챙기는 데 급급해 아버지를 마음만큼 챙겨드리지 못했다.

"이 음식은 좋지 않으니 드시지 마세요. 담배도 끊으시고, 술은 줄이셔야 해요. 이 음식이 아버지께 좋으니 많이 챙겨드세요." 언제나 말로만 걱정을 하고, 내 몸을 살피듯 꾸준히 시간을 갖고 챙겨드리지 못했다. 언제나 "네 건강이나 잘 챙겨"라는 아버지의 말에 부끄러운 딸이 되었을 뿐이다.

부모에게는 언제나 자식이 가장 먼저다. 더 늦기 전에 오늘은 감사와 사랑의 에너지를 담아 아버지를 위한 달콤 채소차를 끓여본다. 단호박, 당근, 양파, 양배추 등 채소 본연의 단맛으로 만드는 달콤한 차. 채소들이 좋은 약이 될 수 있는 가장 좋은 예다. 채소를 다듬어 물에 넣고 일정량을 끓인 다음, 채소는 걸러내고 채소를 끓인 물을 냉장고에 저장

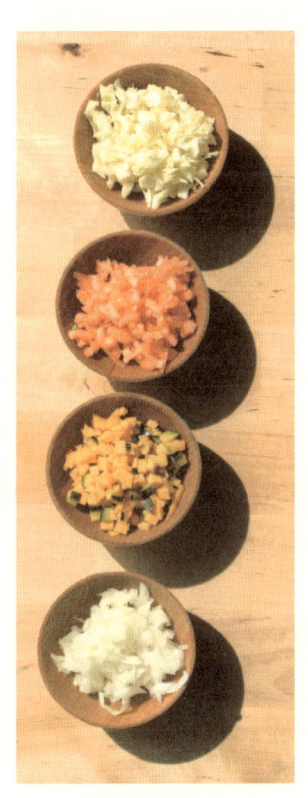

해서 하루에 한두 번씩 복용하면 된다. 이때 주의할 것은 꼭 따뜻하게 데워서 복용해야 한다는 점이다. 적어도 한 달 이상을 꾸준하게 마셔주어야 증세 완화에 도움이 된다. 이는 동물성 음식 섭취에 의해 꽉 조여 있는 장기, 신체 이완에 도움이 되고, 경직된 신체의 근육 이완에도 좋으며, 위와 췌장, 소화기관에도 도움을 준다. 특히나 두통 및 저혈당 증세에 많은 도움이 된다.

식약동원食藥同源. 음식과 약은 그 유래가 같다는 뜻이다. 우리 몸과, 우리 몸에 꼭 필요한 음식들은 모두 자연에서 왔으며, 우리는 하나로 연결되어 있다. 우리의 자연 치유 능력을 신뢰하며, 근원이 같은 좋은 음식을 약으로써 사용하자.

언제부터인가 우리는 몸과 마음의 문제에 귀 기울이지 않으며, 질병이 생기면 외부적인 것에서 방법을 찾고, 손쉽게 취할 수 있는 의약품에 의존하게 되었다. 과연 이것이 우리의 삶을 더 건강하고, 이롭게 했을까? 결과적으로는 의학이 발달한 것이 아닌, 의료산업이 발달했을 뿐이다. 질병은 더 많아졌고, 많은 이들의 영육은 지쳐가고 있다.

지금 이 시대에 우리가 진정으로 원하는 것이 몸과 마음의 치유라면, 우리 영육의 목소리에 귀 기울이며, 음식이 약이 되게 하고, 약이 음식이 되게 하자. 근본적인 치유와 건강하고 행복한 삶은 여기서부터 시작된다. 우리 집 밥상에서부터 시작되는 식약동원, 그 시작은 우리 가족의 건강과 행복을 지키는 일, 좀 더 나아가 나의 이웃, 사회, 국가, 세계의 희망과 평화를 지키는 일이 될 것이다.

달콤 채소차의 효능

동물성 음식 섭취로 인해 꽉 조여 있는 장기, 신체 이완에 좋다.

경직된 신체 근육 이완에 좋다.

저혈당에 아주 좋다.

당뇨환자의 당 조절에 도움이 된다.

위, 췌장 소화기관에 좋다.

두통에 좋다.

건선, 아토피 등 만성 질환에 도움이 된다.

Recipe

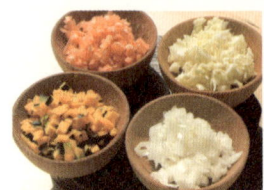 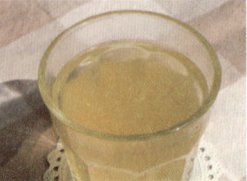

달콤 채소차 GF

재료

양파 1/4컵, 당근 1/4컵, 양배추 1/4컵, 단호박 1/4컵, 물 4컵

만드는 법

1. 각각의 야채를 잘게 썰어 다진다.
2. 뚜껑 없이 약한 불에서 끓인다.
3. 야채는 걸러낸 후 따뜻할 때 마신다.

Tip

소스나 양념은 따로 필요 없다.
완성된 채소차는 냉장고에 저장하고, 마시기 전에 따뜻하게 끓여 마신다. 냉장고에 보관하면 만든 날부터 최대 3일까지 마실 수 있다.
이 음료는 보통 저혈당 증세가 나타나는 오후 2~3시 정도에 마시는 게 좋다.
매일 하루 1~2컵을 한 달 동안, 그 이후에는 일주일에 한 번씩 마시면 좋다.

macrobiotic

음식을 통한 자연 치유 첫 걸음,
구수한 연근차

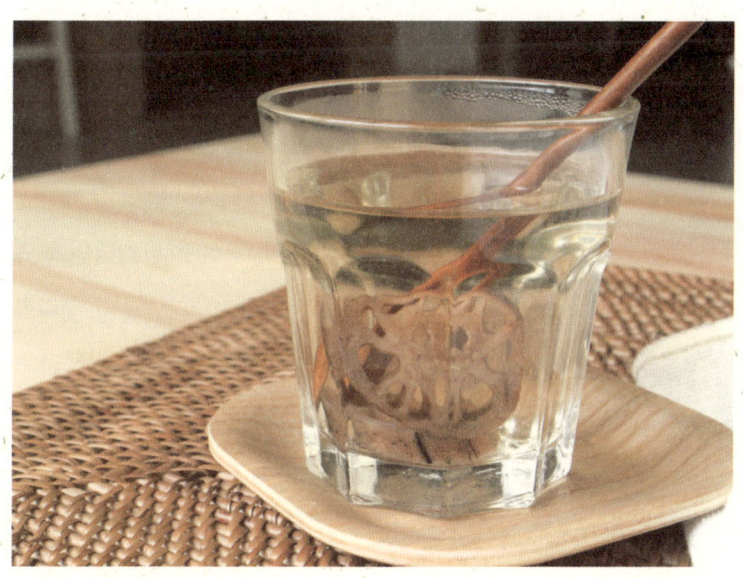

2009년 가을, 당시에 심각하게 유행이었던 신종인플루엔자A에 걸려 일주일동안 사경을 헤맨 적이 있었다. 당시에는 신종플루가 확진되면 바로 병원에서 주사를 맞고, 타미플루 약을 처방받았다. 심할 경우에는 격리되어 치료를 받아야 할 정도로 심각한 유행성 질환이었다. 주사까지 맞았지만 자리를 털고 일어나는 데 상당한 시간이 걸렸다.

'이럴 거면 뭐 하러 이렇게 독한 약을 먹고 주사를 맞았을까' 하는 후회 섞인 마음이 들었다. 해마다 계절이 바뀌는 환절기, 아침저녁으로 기온차가 심할 때 감기는 유행처럼 번진다. 의사들은 보통 감기에 걸린 환자들에게 효과가 즉각적인 주사를 맞히거나, 독한 항히스타민제, 항생제, 해열제 등을 처방한다. 특히 우리나라는 감기약 오남용이 심각하다. 우리 몸은 지치고 피곤해져 면역력이 저하되었으니 휴식을 취해야 한다는 신호를 보내고 있는데, 불필요한 약물 투여 및 처방을 내리는 것은 면역력 증진에 아무런 도움이 되지 못한다.

특히 영유아는 약물의 사용을 신중히 해야 하는데, 요즘 엄마들은 아이가 열이 나면 아이가 울기도 많이 울고, 엄마 자신도 겁이 나서 쉽게 해열제를 먹이곤 한다. 가까운 일본에서는 해열진통제를 과다 복용한 어린이가 사망하는 사고가 있었다. 어린이의 면역력은 성인에 비해 약하므로 좀 더 세심한 주의가 필요하다. 이런 실정에도 불구하고 의료

처방전 없이도 편의점에서 감기약을 판매할 수 있게 하겠다고 하니, 걱정이 앞선다.

　　살면서 큰 병치레는 없었지만, 면역력이 저하되면 꼭 감기에 걸렸고, 감기를 앓고 나면 건선이 다시금 재발되는 일이 반복되었다. 면역력을 키우기 위해 먹는 것을 바꾸고 운동을 하며 생활습관을 바꿨어야 했는데, 그보다는 병원에 가서 약을 처방받고, 스테로이드를 바르는 일련의 행동을 쉽게 행했다. 내 몸의 주인으로 태어나서는 참주인의 노릇을 하지 못한 무책임에 고개가 숙여진다.

　　다행히 채식을 시작한 이후로는 감기 한 번 걸리지 않고 건강하게 한 해를 보냈다. 역시 먹는 것이 중요하다는 것을 새삼 느끼던 때였다. 환절기였고, 감기가 다시 유행했다. 새롭게 시작하는 일들이 많아져 피곤을 느끼던 찰나, 그만 감기에 걸리고 말았다. 하지만 예전처럼 약이나 주사에 의존하고 싶지 않았다. 그동안 길러온 자연 치유력을 믿고, 음식과 차를 통해 회복할 수 있다는 확신이 들었다.

　　목감기가 심해 기관지에 좋은 연근차를 매일 끓여 마셨다. 그리고 생강과 배를 끓인 차를 병행해서 마셨더니 3~4일 만에 건강을 회복할 수 있었다. 베개가 흠뻑 젖을 정도로 식은땀을 흘리고 자리에서 일어나니, 머리는 맑고 몸은 가뿐했다. 약으로써 가장 효과가 좋은 것은 생연

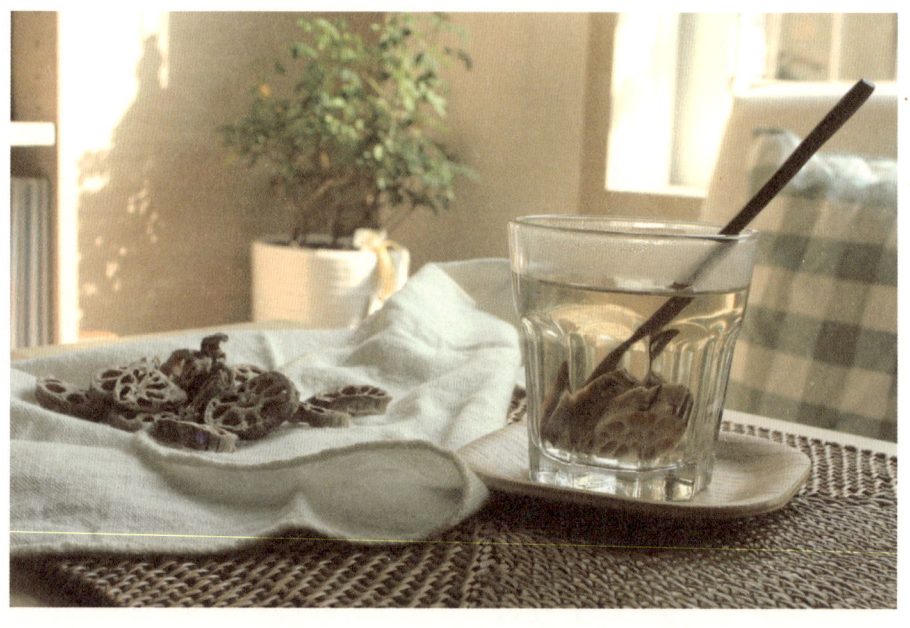

근 뿌리를 다지거나 즙을 내고, 생강즙을 추가해서 끓여 마시는 것이다. 연근이 제철이 아닐 경우에는 말린 연근 또는 연근가루를 활용해서 음용할 수도 있다.

연근차는 참 구수하고 편안하다. 몸에 좋은 약이면서도 부담 없이 자연스럽게 복용할 수 있다. 약국에서 제조한 화학성분 덩어리의 약을 먹을 때, 물약을 들이킬 때, 언제 한 번 마음이 편안하고 자연스러운 적이 있었던가? 약이란 건 무언가 항상 부자연스럽거나 괴롭게 섭취해야 했다. 이에 따른 부작용도 심각하다.

심각한 일례로 감기약 부작용인 '스티브존슨 증후군'이 있다. 스티브존슨 증후군은 39~40도의 고열, 두통, 목과 구강 내 통증, 관절통 등 증상이 나타나고 얼굴에 수포가 생기고 붉게 변했다가 다시 표피가 벗겨진다. 증상이 심할 경우 실명이 될 수 있고 위, 간, 신장 등 염증, 합병증으로 인해 음식을 못 먹을 수도 있다.

이러한 증상은 다형 홍반의 일종으로 약물의 독성이 주원인이다. 스티브존슨 증후근을 일으키는 의약품은 감기약뿐 아니라 해열진통제, 항생제, 항간질제, 통풍치료제, 소화궤양치료제, 근육 이완제, 진정제, 항불안제 등 1,700여 가지에 달한다. 체질에 맞지 않는 일부 약 성분을 면역체계가 이물질로 판단을 해 공격을 하는 것으로 과민성 반응이 부작용을 일으키는 것이다.

　　음식을 통한 치유, 그 어떤 약물보다 부작용 없이 자연 안에서 건강을 회복할 수 있는 길이다. 더 이상 약에 의존한 채 질병을 만성 질환으로 만들지 말자. 부엌과 냉장고 안에 신선하고 건강한 통곡물, 채소, 과일 등의 식재료들을 채워 넣자. 구수한 연근차로 감기를 회복하듯이, 우리의 부엌을 자연의 약방으로 만들어가길 바란다.

연근차의 효능

연근은 감기, 천식, 기관지염, 심장 부정맥 등의 호흡기 질환에 좋은 치료제가 된다. 기침이나 가래가 나오는 것은 독소를 배설하는 하나의 자정 기능이다. 이런 증세를 멈추기 위해 곧바로 기침약을 복용하는 것은 오히려 자정 기능을 약화시키고, 오염 물질을 쌓이게 한다. 우리 몸의 자연스런 자연 치유 능력을 신뢰하며, 연근차를 끓여 마시면, 기침이 완화되고 가래가 잦아든다.

연근 속에는 아스파라긴산, 아르기닌, 타이로신, 비타민C, 철분 등이 많아 말초 혈액순환과 신진대사를 도와주고 피로회복과 감기 예방, 기침, 천식 등의 호흡기 질환, 피부 미용에 좋은 효능이 있다. 타닌 성분은 지혈작용을 해서 코피난 데 좋다. 또한 칼륨이 풍부하여 고혈압환자가 복용하면 좋다.

연근차를 마시기 시작하면 적어도 3~4주는 복용하는 것이 좋다. 증세가 나타날 때마다 수시로 다시 계속 복용하면 점차 호전되어 질환이 치유된다. 되도록 생연근을 사용하고, 연근을 말려두었다가 필요할 때마다 써도 좋다. 말린 연근은 생연근 뿌리를 얇게 썰어 널어 햇빛에 3~5일 정도 말려두면 된다. 이때 껍질과 마디를 반드시 그대로 둔 채로 말려야 한다. 연근의 껍질과 마디에는 유효 약 성분이 집중되어 있기 때문이다.

Recipe

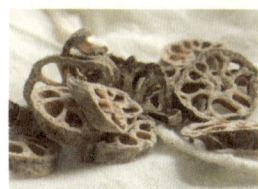 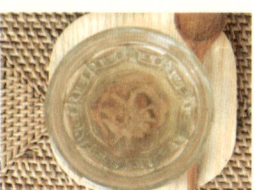

연근차 GF

★ 약으로 끓여 마시기

1. 생연근: 약 3cm 두께의 생연근을 갈아준 후 얇은 면직물이나, 삼베주머니 같은 것에 넣어 연근즙을 짠다. 생강즙 2~3방울, 혹은 생강가루 1g을 넣고 천일염 한 꼬집, Tamari 간장소스를 몇 방울 넣어준 후, 물 1컵을 부어 5분 정도 끓인다.
2. 마른 연근: 10g 정도의 마른 연근에 물 1컵 정도를 넣어 12~15분 정도 끓여준다. 여기에 생강즙이나 생강가루, 천일염, Tamari 간장소스를 넣은 후 물을 좀 더 붓고 5분간 끓여준다(생강즙, 천일염, 간장소스 분량은 생연근과 동일하다).
3. 연근 가루: 1작은술의 연근가루, 물 1컵 정도에 생강즙, 생강가루, 천일염, Tamari 간장소스를 넣은 후, 약한 불에서 5분 정도 끓여주면 된다(생강즙, 천일염, 간장소스 분량은 위와 동일하다).

* tamari 간장소스는 밀이 안 들어간 글루텐프리 일본식 간장이다.

★ 평상시 차로 마시기

재료
말린 연근 4조각, 물 2+1/2컵

만드는 법
1. 3분 정도 끓여 놓은 물에 말린 연근 4조각 정도를 넣고, 10분 정도 끓인다.
2. 잘 달여진 연근차를 따뜻하게 마신다.

macrobiotic

100% 식물성 우유,
아몬드 밀크

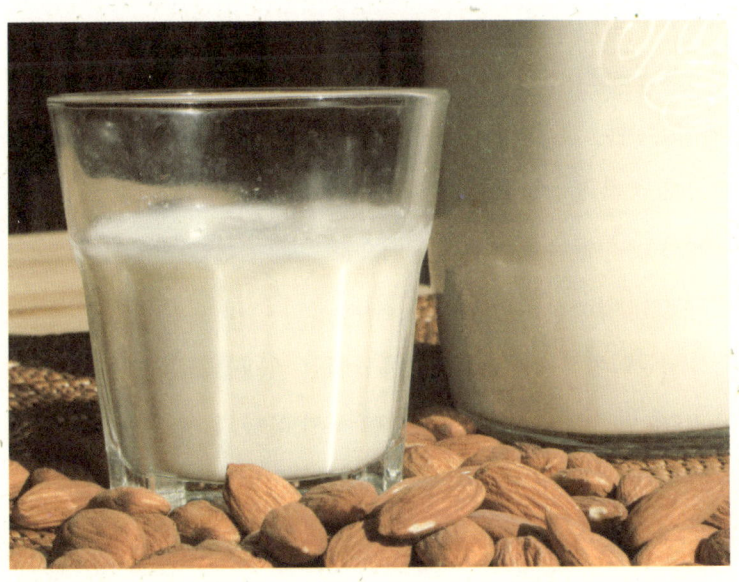

영국의 유명 요리사 겸 작가 나이젤 슬레이터의 자전적인 이야기를 바탕으로 만들어진 영화 〈토스트Toast〉. 영화 속 한 장면에서는 우유를 먹지 못하는 주인공이 학교 우유 급식 때마다 친구에게 우유를 건네주다가 선생님께 크게 혼이 난다. 결국 선생님 앞에서 억지로 우유를 먹다 토해내고 마는데, 나의 유년시절이 겹쳐지면서 씁쓸한 기분이 들었다.

초등학교 때 학교에서 먹던 우유 급식은 먹기 싫은 음식을 억지로 먹어야 하는 일상이었다. 우유의 냄새가 너무나도 비렸고, 우유를 마시자마자 장이 불편한 증상을 겪었고, 배앓이를 자주 했다. 제도권 교육 아래에서 맞지 않는 음식을 의무적으로 먹어야 했었는데, 지금의 현실도 그때와 크게 달라진 점은 없는 듯하다.

서양인에 비해 동양인은 유단백인 카제인을 분해하는 락타아제의 분비가 원활하지 못해 흡수를 잘 하지 못하고, 장 기능에도 좋지 않다. 또한 공장식 축산방식으로 생산된 우유에는 항생제와 성장호르몬제 등의 화학물질들이 남용되고 있어 장기적으로 대사 기능에 문제를 초래할 수 있다. 우유는 대표적인 산성식품으로 체질을 산성화시켜 체내 산성, 알칼리성 균형을 맞추기 위해 뼈 속의 칼슘을 용출시키므로, 오히려 뼈를 약하게 만든다.

또한 면역력을 떨어뜨려 아토피, 천식, 비염 등의 알레르기 질환을 증가시킨다. 사실상 서양인, 동양인을 떠나서 우유는 소의 젖이다. 소가 송아지를 키우기 위해 만드는 젖인 셈이다. 그러나 계란이 인류에게 완전식품으로 다뤄진 것처럼 언제부터인가 동물의 젖이 동물의 새끼를 키우기 위함이 아닌, 사람들의 욕망을 채우는 음식으로 변질되었다. 우리의 아이들이 각종 아토피, 비염, 천식 등의 알레르기성 질환으로 고생하고, 이것이 사회적 문제로 대두되기까지 우리는 무엇을 한 것일까?

아이가 어떤 음식을 잘 소화시키는지, 특정 음식에 특별한 반응은 없는지 밥상을 제대로 살피지 못하자 병을 더 키운 격이 되었다. 오랜 시간 피부 질환을 앓았던 터라 다른 이들의 피부 질환이 남의 일처럼 느껴지지 않는다. 보여지는 모습이 전부가 아님을 알면서도, 그 보여지는 모습으로 인해 더 위축되는 삶을 잘 알고 있다. 몸과 마음은 하나이기에 몸의 문제가 마음을 병들게 하기도, 마음의 문제가 몸을 병들게 하기도 한다.

치유를 위해서는 가장 먼저 몸과 마음이 서로 분리되지 않는 하나의 유기체임을 인식해야 한다. 우리 몸과 마음을 살피는 일은 다른 생명체와 공존하며 살고 있는 자연을 살피는 것과 함께 가야 한다. 모든 것이 연결되어 있는 유기적 관계라는 것에서 시작한다면 우리가 무엇을 먹고 취해야 할지 자연의 섭리를 자연스럽게 이해하게 된다.

우리는 우유 없이도 잘 먹고 잘살 수 있지만, 우유를 대신할 수

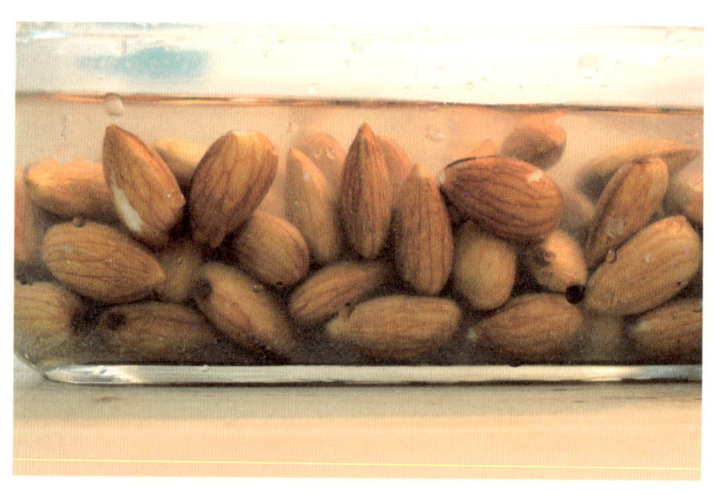

있는 좋은 대체품이 있다면 또 하나의 삶의 축복이 될 것이다. 한국에서는 대두로 만드는 두유가 보편화되어 있다. 이 또한 좋은 재료로 만들어진다면 훌륭한 대체품이 될 수 있지만, 두유 자체가 음성의 식품이고, 시중의 많은 두유 제품의 대두가 수입 콩이기에 유전자변형식품(GMO)으로부터 완전히 안전할 수는 없다. 게다가 시중의 두유에는 각종 향미제와 첨가제가 들어간다는 것이 안타까운 현실이다.

미국에서 마크로비오틱을 공부하며 처음으로 '아몬드 밀크'를 마셔보았다. 콜레스테롤이 높은 유제품 대신, 불포화지방산이 높은 아몬드를 활용해서 만드는 100% 식물성 우유인 아몬드 밀크는 고소한 맛이 일품이다. 우유가 아닌, 여타의 유제품이 아닌 견과류로 만드는 우유라는 것이 신기하고 새로웠다. 우유의 비릿함이 없는 데다 훨씬 맛있고 고소했다. 아몬드 밀크를 시작으로 쌀로 만든 라이스 밀크, 다른 종류의 견과류 우유도 먹어보는 좋은 경험을 했다. 그러나 아직도 수많은 시판 제품에는 첨가제가 들어 있는 것들이 많아 늘 아쉬운 마음이었다.

그래서 직접 아몬드를 불려 아몬드 밀크를 만들어 마시기 시작했다. 다행히 남편도 참 좋아하고, 훗날 우리의 2세를 생각해서도 좋은 우유 대체품을 직접 만들 수 있어 기쁘고 감사하다. 만드는 방법도 워낙 간편하고, 재료도 간소해서 누구나 믹서기와 면보만 있으면 만들 수 있는 홈메이드 우유다. 실제 우유와 비교해도 구분이 어려울 정도로 빛깔이 참 뽀얗다. 아몬드 밀크를 만들고 남은 아몬드찌꺼기는 아몬드 밀크에 다른 곡물, 견과류, 건과일과 함께 말아서 조식으로 먹어도 좋고, 베이킹에 가루 재료로도 안성맞춤이다.

하다하다 이제 우유까지 직접 만들어 먹으니, 때론 유난스럽게 비춰지기도 하겠지만, 사실 알고 보면 약간의 수고만 있으면 누구나 손쉽게 만들 수 있는 자연 음료다. 하루 중 아침 9시에서 11시 사이의 아침햇살을 참 좋아하는데, 햇살을 받으며 기분 좋게 마시는 아몬드 밀크 한 잔은 일상의 큰 기쁨이 된다. '우유'하면 배앓이가 생각나고 미간이 찌푸려졌는데, 아몬드 밀크를 마시며 다시금 기쁜 아침을 시작할 수 있어서 참 즐겁고 행복하다.

아몬드의 효능

아몬드는 유해콜레스테롤이 0%이고 불포화지방산이어서 혈관에 좋다. 불포화지방산은 콜레스테롤이 쌓이는 걸 막아주고, 제거해주기 때문에 심장병을 예방한다. 이는 콜레스테롤을 낮춰주는 레스베라트롤 성분이 껍질에 함유되어 있기 때문이다.

Recipe

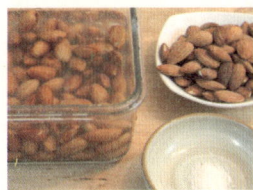 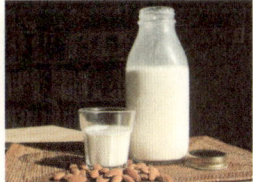

아몬드 밀크 GF

재료
하룻밤 불린 아몬드 2컵, 생수 6컵, 천일염 1/4작은술

만드는 법
1. 아몬드는 흐르는 물에 잘 씻은 다음, 물에 담가서 하룻밤 동안(최소 12시간 이상) 불린다.
2. 불린 아몬드와 물, 천일염을 함께 넣고 믹서로 간다.
3. 곱게 간 아몬드 즙을 체망 또는 면보에 걸러내어 마신다.

Tip

★ **아몬드 밀크를 맛있게 먹는 법**
아몬드 자체의 고소함을 살려, 천일염 한 꼬집만 넣어도 담백하면서도 고소하다. 취향에 따라 단맛을 좀 더 원하면 현미조청, 메이플시럽 등을 넣어 풍미를 더해도 좋다.
단, 당뇨병이 있다면 당분의 양을 줄이고, 담백하고 고소한 아몬드 밀크 자체로 먹는다.
아몬드 밀크는 만든 날로부터 냉장 보관하여 2~3일 내에 먹는 것이 좋다.
남은 아몬드 찌꺼기는 베이킹의 마른재료, 파스타소스, 샐러드드레싱에 다양하게 사용할 수 있으니 밀폐용기에 담아 냉장 보관한다.

단백질이 풍부한 콩 소스,
병아리콩 허머스(Hummus)

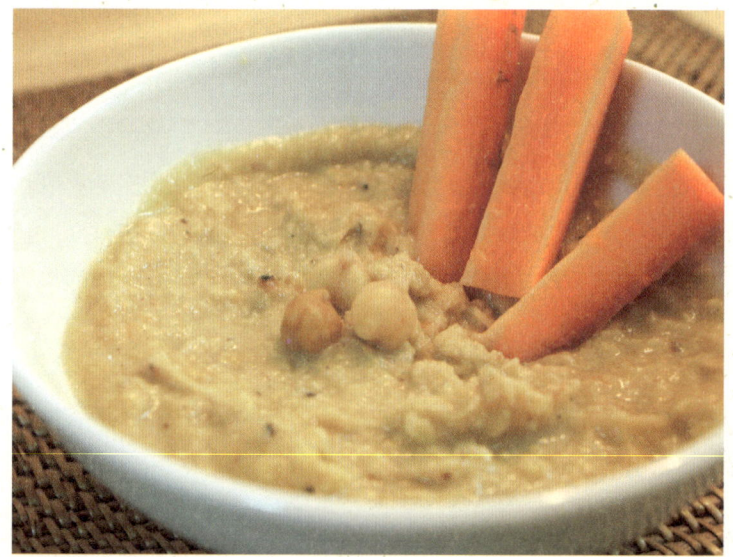

2010년 9월, 2번째 치유 여정지인 이스라엘에 도착했다. 이스라엘 사막 한가운데에는 신비로운 곳이 있다. 요르단과 이스라엘 국경 사이에 있는 사해 바다, 엄밀히 말하면 사해 호수다. 예전에 비해 소금물의 양이 많이 줄어들었지만 현재도 그 크기에 비례하여 사해바다로 불리운다. 물의 염분이 높아 수영을 하지 못해도 몸이 수면 위로 둥둥 뜨는 이곳의 사해소금과 머드는 피부 미용과 치료제로 널리 쓰이고 있다.

건선 자연 치유를 위해 사해가 있는 사막에서 3주간의 생활을 했다. 치유 여정에서는 물과 햇빛, 그리고 음식이 무엇보다 중요하다. 식이조절이 가능하지 않다면 훗날 재발할 가능성이 높아지기 때문이다. 그래서 현지의 음식문화를 체험하는 것보다는 내 자신의 치유를 위한 식량을 충분히 조달할 수 있어야 했다.

이스라엘 역시 첫 번째 여정지였던 터키와 마찬가지로 양고기 요리인 케밥이 주식이었고, 육류 섭취가 상당히 높았다. 실정이 이렇다 보니 처음엔 먹는 문제로 꽤 고생을 했다. 꾸준히 식이조절을 해야 했는데, 주변이 사막이라 음식 재료를 살 만한 곳조차 마땅치 않았던 것이다. 일단 가져간 재료로 끼니를 이어가던 중, 유스호스텔에서 만난 프랑스 친구 아멜리에가 '허머스(Hummus, 중동식 콩 매시, Dip, 퓨레의 일종, 지방이 적고 단백질이 풍부한 병아리 콩으로 만든다)'와 크래커를 건네주었다.

처음엔 이 허머스란 것이 어떤 음식인지도 잘 몰랐거니와, 생김새나 색깔도 호감을 주지 않아 고맙다고 인사만 하고 입에 대지 않았었다. 그러다 냉장고 안에 먹을 게 마땅치 않았던 날, 허머스 뚜껑을 열어 크래커를 찍어 먹어보았다. 한 입 먹은 그 순간, 생각보다 부드럽고 고소한 맛에 깜짝 놀랐다. 앉은 자리에서 크래커 한 봉지와 허머스 반통을 해치웠다.

중동음식에 대한 편견은 이때부터 사라졌고, 처음으로 이 나라의 매력에 흠뻑 빠지게 되었다. 그 후 허머스를 주식 삼아 피타빵(이스트를 넣어 발효시켜 만든 둥글고 평평한 빵으로 중동국가에 전통적으로 먹는 주식), 채소와 함께 샌드위치도 만들어 먹으며 충분히 단백질 섭취를 할 수 있었다. 간편하게 당근이나 오이를 잘라 만든 채소스틱을 허머스에 찍어 먹기도 했다. 이 색다른 조합은 상상 이상의 맛을 선사했고, 단조로웠던 채식식단에 충분한 단백질 섭취를 가능하게 해줬다. 사막에서 단비와 같은 오아시스를 만난 그 기분은 지금도 생생하게 남아 있다.

그 후 마크로비오틱 요리를 배우며 허머스는 물론이고 타히니(Tahini, 참깨 페이스트), 피타빵 등 중동권의 음식을 접하게 되었다. 마크로비오틱 음식은 각 나라의 전통 음식을 조금 더 건강하고, 자연에 이로우며 우리 몸에 가까운 음식으로 재해석한다. 또한 기후와 계절, 지역, 건강 상태 등을 고려하여 그에 맞는 재료를 사용하는 것을 지향한다. 그러니 한국 사람이라면 한국 땅에서 자란 농산물을 먹는 것이 최고의 보약일 것이다.

아쉽게도 이집트 콩으로 잘 알려진 병아리 콩은 중동국가 쪽이 원산지다. 그러나 전 세계적으로 병아리 콩은 단백질 함유량이 높아 채식인들에게는 훌륭한 단백질 보충원이 되고 있고, 많은 사람들에게 사랑받는 식재료다. 다른 콩들에 비해 콜레스테롤을 낮추는 섬유질을 다량 포함하고 있어서 병아리 콩을 먹으면 식사 후 혈당이 급격히 올라가는 것을 막아준다. 이런 부분에서 당뇨병, 저혈당, 인슐린 저항성 환자들에게도 이로운 음식이다.

단순히 소스, 간식용이 아니라, 현미와 같은 통곡물과 함께 조리하면 질 좋은 단백질을 섭취할 수 있고, 샐러드, 팔라페(중동식 콩 튀김) 등 다양한 요리에 응용할 수 있다. 물론 우리나라에도 수입이 되고 있고, 또 직접 키우는 분들도 더러 있다. 한편으로 허머스를 꼭 병아리 콩으로만 만들어야 하는 것은 아니다. 우리 땅에서 자란 서리태, 대두 등 다른 콩을 활용해도 충분히 맛있고 건강한 콩 소스를 만들 수 있다. 허머스는 당근이나 샐러리로 만든 채소스틱을 찍어 먹어도 좋고, 샌드위치, 베지버거, 크래커 등에도 아주 잘 어울리며, 여러 가지 음식에 활용도가 높은

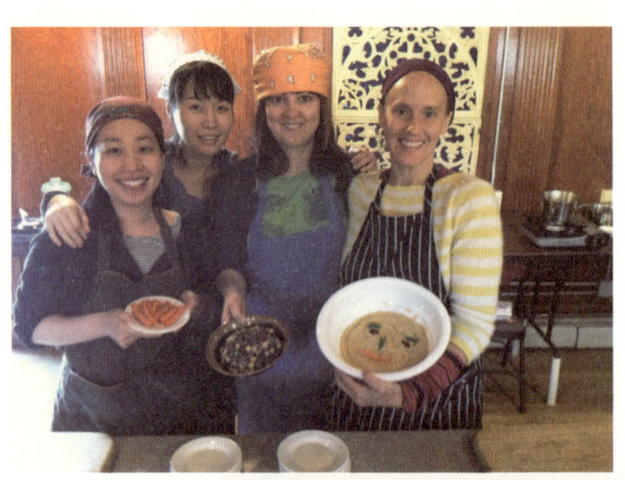
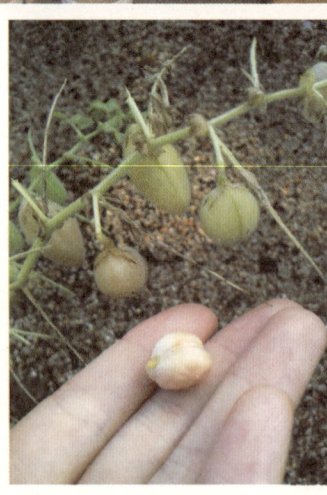
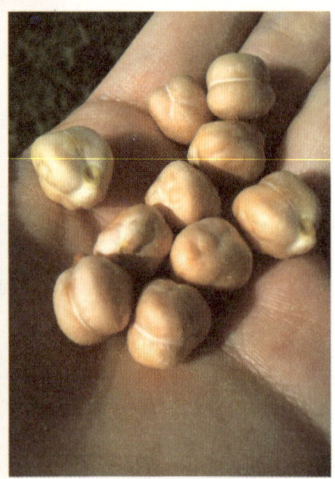

기특한 음식이다.

　　　보통 채식이라 하면 풀밭에 메뚜기가 뛰어노는 심심하고, 단조로운 식단을 생각한다. 이는 채식을 제대로 알게 된다면 자연히 걷혀지는 편견이자, 처음 채식을 시작하는 사람들이 가장 쉽게 가질 수 있는 하나의 견해이기도 하다. 한쪽으로 편중된 건강하지 못한 채식 식단을 실천하다 보면 건강을 챙기려다 오히려 건강을 잃을 수도 있다. 육식에 반하여 채식이 무조건적으로 옳고 건강하다고는 생각하지 않는다. 생채소와 과일 위주의 편중된 식단은 몸을 차갑게 하고, 면역력을 저하시킬 수 있다. 하지만, 밀가루 음식을 과잉 섭취하거나, 가공된 식품을 자주 섭취하는 것 또한 몸에 이롭지 않다.

　　　바르고 알맞은 채식과 자연식을 이어나간다면 복합 탄수화물, 단백질, 불포화지방산, 다당분, 무기질, 비타민 등 우리에게 필요한 필수 영양소들을 충분히 섭취할 수 있다. 감사하게도 자연에서 얻어진 농산물 안에 이 영양분이 모두 담겨 있다. 자연과의 조화는 신체와 정신의 균형을 이룰 수 있는 길이다. 우선적으로 우리 각자의 신체와 정신, 그리고 영혼의 건강이 바로 서야 한다. 자기 자신의 중심이 바로 서고, 영육의 조화를 이루어나가는 과정에서 사랑과 나눔의 에너지가 샘솟는다. 좋은 에너지는 선순환되어 우리 이웃과 사회, 그리고 자연으로 치유의 에너지가 전이될 것이다.

그나저나 왜 병아리 콩의 이름은 왜 '병아리Chick콩'일까? 병아리의 일부에서 나온 콩도 아닌데, 콩의 이름에 호기심이 생긴다. 어원을 찾아보니 콩의 생김새가 병아리 주둥이 모양을 닮았다 하여 붙여진 이름이다. 그러고 보니 참 귀여운 모양의 콩이다. 일부에서는 완전채식Vegan을 하는 사람들 중에서 생명체의 이름을 음식에 사용한다는 것 자체가 거부반응을 준다며, 단어 사용에 불편함을 나타내기도 했다. 생각의 다름은 이해하면서도 한편으로는 놀랍고, 솔직히 필요 이상의 억측이 아닌가 하는 생각이 들었다.

가능하다면 모두가 함께 즐겁고 건강하게 지속할 수 있는 자연식을 지향하고자 한다. 굳이 그런 뜻이 있는 것도 아닌데, 하나의 틀을 만들고, 그 범주 안에 갇혀서 편견으로 세상을 바라보고 싶지 않다. 함께 살아가야 하는 세상이다. 이념의 벽을 만들어 자신들의 울타리 안에 갇히지 말고, 이 세상의 모든 생명들이 더 행복하고 건강하게 살기 위한 그 마음 안에 모두를 존중하고 포용하는 마음을 함께 갖길 바란다.

좀 더 둥글둥글하게 세상을 바라보며, 자연 안에서 함께 어우러져 살아가는 세상을 바라고 꿈꾼다. 그 꿈이 가능할 수 있도록 오늘도 맛있고 건강한 허머스를 만들어 함께 나누고자 한다. 음식을 만드는 일은 마음을 들이는 과정이다. 그런 따뜻한 마음을 사람들과 나눔으로써 세상에는 좀 더 밝은 빛이 많아질 것이다.

병아리 콩 효능

병아리 콩은 일명 이집트 콩이라고도 불리는 콩으로 일반적인 콩보다는 약간 크며 그 모양이 병아리 주둥이와 닮았다 하여 병아리 콩으로 불린다. 인도나 중앙아메리카, 남아메리카, 아프리카 일부에서 재배되어온 고대작물 중 하나이다. 병아리 콩은 일반 콩에 비해서 단백질 함유량이 월등히 높다. 병아리 콩에는 단백질이 20%, 탄수화물이 60%, 지방이 약 5% 정도 함유되어 있으며 섬유질 또한 풍부하다. 탄수화물도 단순 탄수화물이 아닌 복합 탄수화물이라 포만감을 오래 유지시켜주어 다이어트와 비만 예방에 좋다. 또한 위를 튼튼하게 해주고 이뇨작용을 하며, 피로회복과 숙변 제거에 효과적이다. 그리고 병아리 콩에는 아미노산이 함유되어 있는데, 이는 산화질소를 공급하고 혈관을 확장시키며, 몸 안에 있는 힘을 발산시키는 역할을 한다.

Recipe

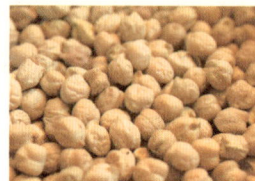
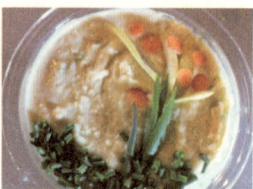

허머스 GF

재료
병아리 콩 1컵, 병아리 콩 삶은 물 1/2컵, 레몬 1/2개(레몬즙), 마늘 한 쪽, 천일염 1작은술, 참깨 간 것 1큰술, 올리브오일 2작은술, 현미식초 1작은술

만드는 법

★ 병아리 콩 준비하기
1. 병아리 콩은 하룻밤 동안 물에 담가둔다(또는 어느 정도 익혀놓은 병아리 콩을 사용한다).
2. 준비한 병아리 콩의 3배 분량의 물에 병아리 콩을 함께 넣어 압력솥에 넣는다.
3. 중불에서 끓이면서 떠오르는 거품을 제거하고, 뚜껑 없이 약 20분 정도 끓인다.
4. 천일염을 넣고, 압력 솥 뚜껑을 닫고 약 1시간 더 삶는다. 콩을 끓였던 물은 버리지 말고, 따로 덜어놓는다.

★ 허머스 만들기
1. 삶은 병아리 콩을 절구에 담아 으깨거나 프로세서로 갈아준다.
2. 참깨 간 것을 1에 넣어준다.
3. 강판에 마늘을 갈아 1에 넣어준다.

4. 현미식초, 레몬즙을 1에 넣어준다.
5. 재료가 함께 잘 섞이도록 섞어준다.
6. 고명으로 참깨 간 것을 추가하거나, 쪽파를 잘게 썰어 넣는다.
★ 모든 재료를 푸드프로세서에 넣고 갈아주어도 좋다.

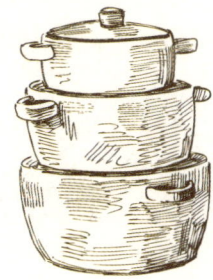

macrobiotic

향긋한 풍미의 그린 소스,
바질 페스토

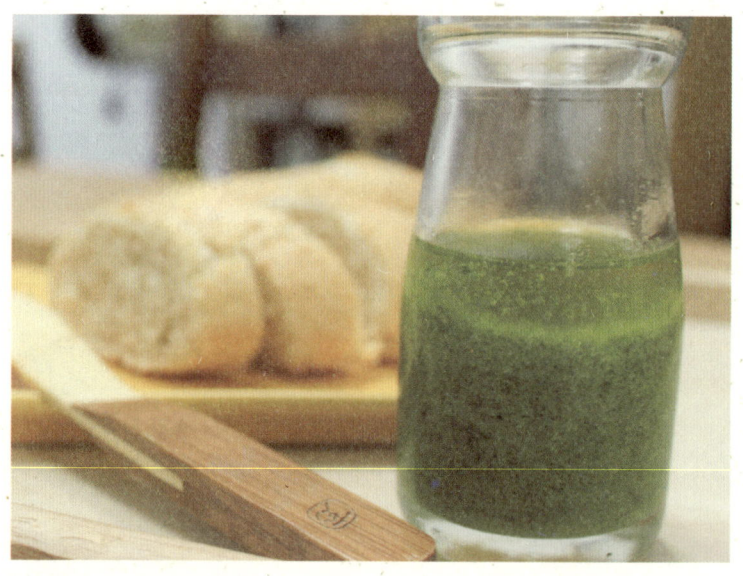

얼마 전 지인으로부터 직접 키운 바질 화분을 선물로 받았다. 아직 어린잎이 조금 열린 바질의 신선한 민트 향이 코끝에서 향기롭게 감돈다. 그녀를 처음 만난 건 2011년 12월 겨울, '자연식으로 치유하는 건선' 수업에서였다. 오랜 시간 나를 아프게 했던 건선을 현미채식과 마크로비오틱의 섭생으로 치유한 이후 그 경험과 정보를 나와 같은 아픔을 가진 분들과 나누고자 시작한 첫 수업이었다.

추운 겨울날 유난히 얼굴이 뽀얗고 맑았던 그녀의 모습이 지금도 또렷이 기억난다. 피부가 워낙 좋아서 건선의 아픔이 어느 정도일까 가늠할 수 없었다. 그건 나의 경우에도 마찬가지였다. 나는 질병을 숨긴 채 꽤 오랜 세월을 보냈다. 아이러니하게도 얼굴의 피부는 좋아 보여서 주변에서는 꼭 한 번씩 내게 화장품은 무엇을 쓰는지, 관리를 받는지 등의 질문을 받았었다. 그럴 때마다 얼굴은 웃고 있었지만, 마음속에선 항상 아릿한 아픔이 자리했다. 옷을 벗어 내 몸 곳곳에 피어난 건선을 보여줄 수도 없는 상황이었다. 겉으로 보기에는 멀쩡해 보였겠지만, 속으로는 곪아 들어가는 마음을 감출 길이 없었다. 매번 웃음으로 난처한 그 순간을 모면할 뿐이었다.

건선은 그렇게 누구에게도 쉽게 이야기할 수 없었던 오랜 비밀이었다. 아픔이 가셨다 해서, 그 기억과 느낌까지 사라지는 것은 아니다.

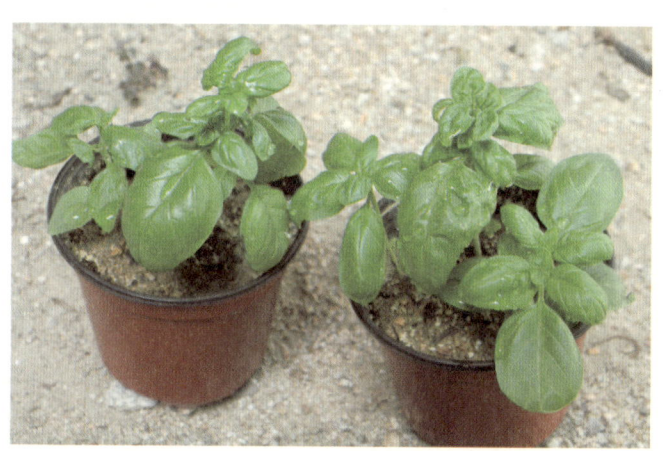

그렇기에 그녀를 통해, 또한 아직 건선을 앓고 있는 이들을 통해 내가 잊지 않고 지녀야 할 씨앗이 무엇인지를 깨달았다. 신이 내게 준 치유의 씨앗은 나 자신을 위한 것만이 아니었다. 나의 씨앗에 물을 주고, 햇빛을 주며 잘 키워서 다시금 많은 이들에게 희망과 치유의 씨앗을 전할 수 있도록 성장해나가라는 의미 있는 선물이었다.

그녀가 준 바질이 물과 햇빛을 담뿍 먹고 쑥쑥 잘 커가고 있다. 한 번은 바질 잎을 뜯어 방울토마토와 어린잎, 양상추를 곁들여 맛있는 샐러드를 해먹었다. 이번에는 그새 무럭무럭 자란 바질 잎을 뜯어 바질 페스토를 만들어볼 요량이다. 바질 페스토는 이탈리아 제노바에서 유래한 가열하지 않은 소스로, 파스타의 주재료로도 사용하고, 바게트 빵에 발라먹으면 그만 빵 도둑이 되어버린다. 샐러드에 드레싱 소스로 곁들여도 좋고, 크래커 위에 토마토, 두부와 함께 얹어 카나페를 만들어 먹어도 좋다. 여러모로 활용도가 높아 허머스와 함께 이 역시 참 기특한 소스 중 하나다.

보통의 레시피에는 신선한 바질, 마늘, 잣과 같은 견과류, 올리브유, 소금, 후추, 그리고 파마산치즈나 페코리노치즈가 들어간다. 하지만 굳이 치즈를 넣지 않아도 바질과 잣, 올리브유만으로도 완벽한 맛을 내는 그린 소스다. 마크로비오틱 섭생에서 유제품은 강한 산성과 음성의 식품으로 알레르기를 유발하고, 건강에 이롭지 않은 식품으로 분류해 섭취를 지양한다.

현대사회에서 비염, 아토피, 천식 등의 알레르기성 질환은 이제 흔한 질병이 되어버렸다. 알레르기성 질환을 치료하는 온갖 방법들이 무수히 쏟아지고 있는 와중에, 생활 속에서 식재료 사용에 좀 더 신경을 쓴다면 그것이야말로 만성 질환을 치료하는 가장 좋은 방법이 된다. 가령 재료를 곱게 갈아야 할 때는 절구에서 으깨주는 게 좋다. 물론 푸드프로세서를 쓰면 어떤 음식이든 간편하고 빠르게 만들 수 있다. 하지만 음식을 조리하면서 전기를 많이 사용하는 것은 우리 인체에 좋지 않다. 극양의 에너지 파동이 우리 신체의 에너지 흐름에 자연스럽지 못하기 때문이다.

핸드폰, 노트북, 전자레인지, 믹서기, 푸드프로세서 등, 우리는 너무 많은 전자파에 노출되어 있다. 시간과 여건이 허락된다면, 될 수 있는 한 손을 이용해 음식을 준비해보는 것은 어떨까? 시끄러운 전자제품 돌아가는 소리가 넘치는 주방과, 채소 잎을 흐르는 물에 씻어 손으로 뜯는 소리, 깨를 갈고 견과류를 부수는 절구소리, 나무 도마 위의 칼 소리 등 단순하고 조용한 선율의 주방이 선사하는 에너지 파동은 현저히 다르다. 음식을 만들어내는 과정의 에너지 파동은 음식을 만드는 이에게도, 음식을 먹는 이에게도 전이된다. 1년생의 여린 바질 잎도 날카로운 칼날의 푸드프로세서보다는 자연의 따뜻함이 감도는 돌절구 안에서 더 좋은 에너지를 뿜어낼 것이다.

바게트를 자르는 나무도마 위의 칼 소리, 바질을 가는 손절구의 소리가 하나의 하모니가 되어 요리하는 시간이 더 즐거워진다. 신선한 바질 잎으로 만든 홈메이드 바질 페스토를 완성하니, 담백한 바게트 생각이 절로 난다. 저녁 식사 전에 출출한 배를 달래주기에 그만일 것이다. 완성된 바질 페스토의 녹색 빛깔이 애니메이션 영화 〈슈렉shrek〉을 떠올리게 한다. 왠지 슈렉이 통곡물빵에 갖은 푸성귀를 곁들여 바질 페스토를 발라 우적우적 맛있게 먹을 것만 같다. 슈렉과 피오나 공주처럼 사랑하는 사람과 함께 오순도순 바질 페스토를 바른 바게트를 나눠먹는 지금 이 시간이 참으로 감사하고, 행복하다.

바질을 선물해준 그녀와 같은 아픔을 통해 인연을 맺었고, 지금은 인생의 좋은 벗이 되었다. 인연을 맺고 어느덧 1년이란 시간이 흘렀다. 그 사이 그녀는 자연식의 섭생과 꾸준한 자기관리로 건강을 많이 회복했다. 이미 그녀 또한 자신의 아픔을 통해서 치유의 씨앗을 발견했고, 그 씨앗을 통해 자신의 삶을 주체적으로 꾸려나가고 있기에, 앞으로도 그녀가 더 건강하고 행복해지리라 믿어 의심치 않는다.

바질의 효능

바질은 민트 과에 속하는 1년생 식물인데 '주방의 허브'로 불릴 만큼 이탈리아와 프랑스 요리에서는 다양하게 사용된다. 바질 향기는 공기를 맑게 하고 생기를 불어넣는 역할을 한다. 그래서 두통, 신경과민, 구내염, 강장효과, 진정, 살균, 불면증 같은 증세에 좋고, 젖을 잘 나오게 하는 효능도 있으며, 졸음을 방지하여 늦게까지 공부하는 수험생에게 좋다.

힌두교에서는 바질을 신에게 바치는 신성한 향초로 숭상했다고 하는데, 허브티로 마시면 위장이 약한 사람에게 좋고 피로 해소에 도움이 된다. 달콤하면서 톡 쏘는 매운맛이 있어 음식의 향신료로 많이 쓰이며, 손쉽게 집에서 키울 수 있는 허브로써, 늦가을에 집안으로 옮겨 햇볕이 잘 드는 곳에서 키우면 무럭무럭 잘 자란다.

Recipe

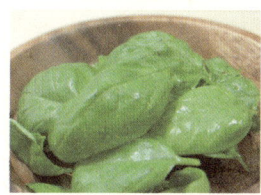 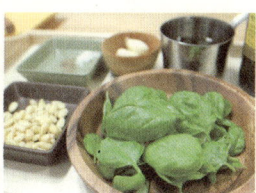

바질 페스토 GF

재료
생 바질 잎 2줌, 생마늘 2톨, 잣 12g, 올리브오일 150g, 천일염과 후추 약간

만드는 법
1. 바질을 칼로 곱게 다지거나, 절구에 곱게 간다. 경우에 따라 푸드프로세서를 사용해도 되지만, 마크로비오틱을 실천해보고 싶다면 전기 사용을 줄여보자.
2. 곱게 간 바질에 마늘, 잣, 올리브오일을 함께 넣어 절구에서 곱게 간다.
3. 되직하면서도 곱게 갈아지면 용기에 담고, 산패 방지를 위해 소스 위 표면에 올리브오일을 얇게 덮어 뚜껑을 덮고 냉장 보관한다.
4. 바질 페스토를 먹을 때마다 적당량을 덜어서 약간의 소금, 후추를 넣고 간을 맞춰 먹는다. 간을 미리 해두면 변색이 될 수 있다.

Epilogue

조화로운 삶의 지속, 자연식으로 나누는 사랑

6살 어린 꼬마 아가씨에게 찾아온 건선이라는 질병은 아마도 이 생을 태어나기 전 내가 선택한 지금의 삶을 위한 소중한 선물이 아니었을까 싶다. 건선이라는 고난을 통해, 삶의 의미와 함께 살아가는 세상의 참됨을 깨달을 수 있었기에, 건선은 내게 값지고 귀한 경험이 되었다. 건선을 통해 현미채식을 시작했고, 건강한 섭생을 이어가기 위해 마크로비오틱 세계와 조우했다. 그 모든 과정이 내겐 감동이었고 행운이었다.

그간 얼마나 식생활에 대해 무지했던가. 아무것도 몰랐기에 독한 스테로이드 연고를 바디크림처럼 사용했고, 비싼 돈 내고 맛있다는 집은 찾아다닐지언정, 무엇보다 중요한 내 몸에 섭취할 건강하고 올바른 식재료와 음식에 대해선 무관심했다. 결국 그런 무관심과 잘못된 식생활이

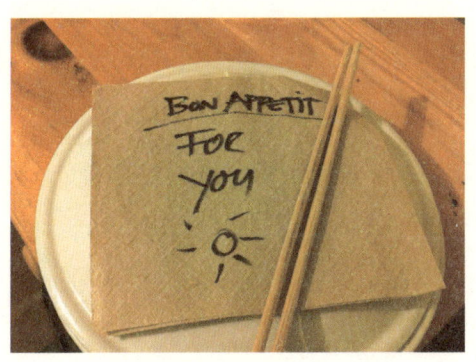

오히려 병을 키워갔던 것은 아닐까 싶다. 너무 늦지 않게 삶의 중요한 이치를 깨닫게 되어 너무나 감사하다.

"비가 오지 않으면, 무지개가 뜨지 않는다 No Rain, No Rainbow"라는 하와이 원주민의 속담이 있다. 미국 마크로비오틱 학교에서 난생 처음 쌍무지개를 본 적이 있다. 비가 세차게 몰아치고 떠나간 후 빠끔히 오색 빛깔 아름다운 모습을 드러낸 무지개를 보며 환하게 미소 짓던 그 날이 생각난다. 우리네의 인생도 그러하다. 비가 거세게 몰아치는 힘든 때가 누구에게나 있다.

건강을 잃거나, 사랑, 돈, 사람 등 가장 소중했던 것들을 잃게 되었을 때 세상은 절망으로 가득해진다. 하지만 그 시기에 주저앉지 않고 힘을 내서 계속 열심히 살아가면 어느 날 오색 빛깔 쌍 무지개를 보는 날이 찾아온다. 건강을 잃고 힘든 삶을 이어왔지만 누구의 탓도 하지 않았고, 노여워하지 않은 채 다시 일어서 채식으로 건강을 되찾았다. 그리고 마크로비오틱을 통해 아름다운 새 삶을 얻었다.

신은 내게 건선이란 고난을 주셨지만, 치유라는 축복의 선물을 주시며, 삶의 의미와 가치를 깨닫게 해주셨다. 치유된 지금의 내 몸과 마음은 나와 같은 아픔에 있으신 분들에게 그 지혜와 경험을 나누기 위한 선물이라 생각한다. 평생의 고통이었던 건선으로부터 치유가 되어 건강한 삶을 살아가고 있는 지금의 삶, 나는 오누이같이 닮은 사랑하는 이를 만났고, 서로의 믿음과 사랑을 키워오며 2012년 10월 6일 사랑의 결실을 맺었다.

건선으로 고생하시는 분들에게 희망의 씨앗이 되길 바라는 마음으로 지속적으로 그 배움과 경험을 나누고 있으며, 건강하고 좋은 에너지를 담은 마크로비오틱 자연식 음식을 통해 세상 모든 생명체와 함께 조화로운 삶을 지속해나가고 있다.

우리의 삶은 매순간 선택입니다. 쉼 없는 선택의 길입니다.
그러기에 우리는 늘 깨어 있어야 합니다.

소모적인 삶이 아니라 도움 되는 삶,

보다 살기 좋은 세상을 만들어가는 삶이 되도록 해야 합니다.

채식을 실천하는 것만으로는 충분하지 않습니다.

좀 더 멀리 나가야 합니다.

살아있는 모든 것들과 조화롭게 공존해야 합니다.

우리는, 우리 자신이 우주라는 전체의 일부이자

그것에 영향을 주며 살아가는 존재임을 인식해야 합니다.

우리가 단순하고 간소하게 살며

생명 가진 모든 것을 사랑하고 아낄 수 있다면,

우리는 삶이 우리에게 내어준 과제를 실행한 것입니다.

― 헤이그에서 열린 '세계 채식인 회의'에서 90세를 맞은 헬렌 니어링Helen Nearing의 연설 中에서

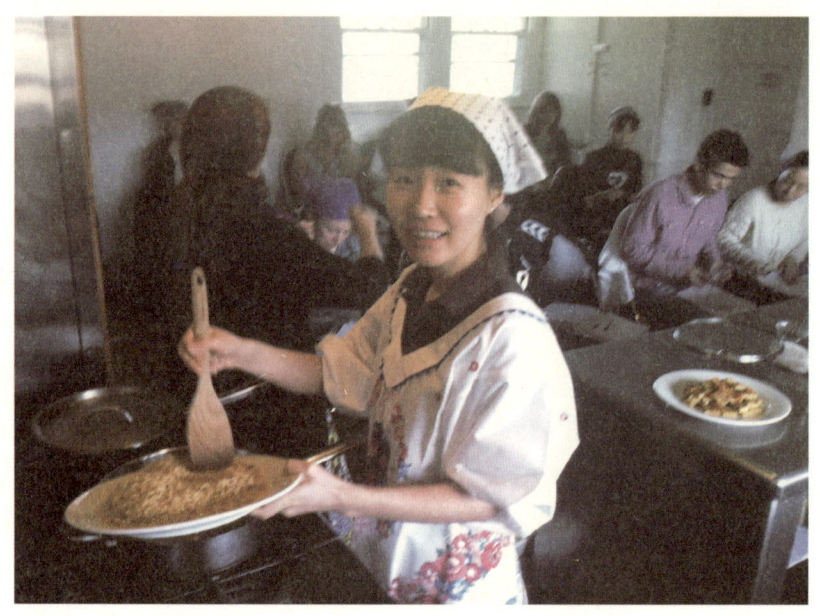

Thanks to,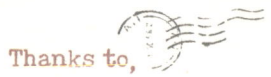

God,
양가 부모님, 사랑하는 남편, 모든 가족분들,
평생의 지기들, 마크로 수업 참가자분들, 블로그 이웃분들,
and my Macro friends!

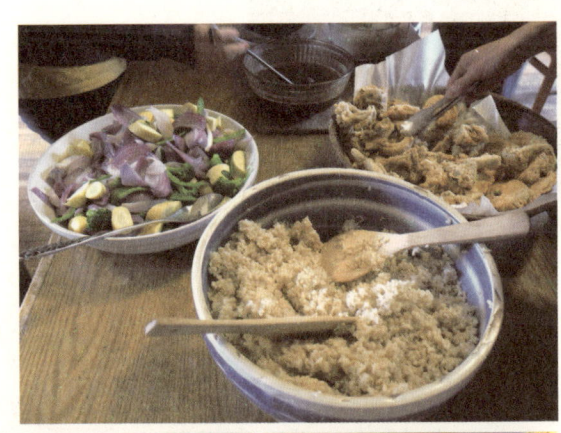
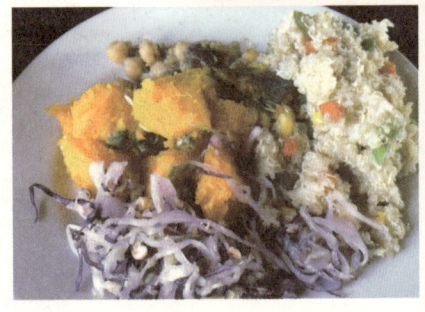
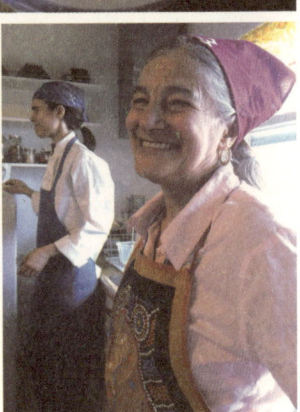

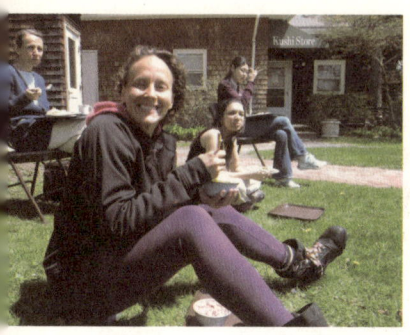

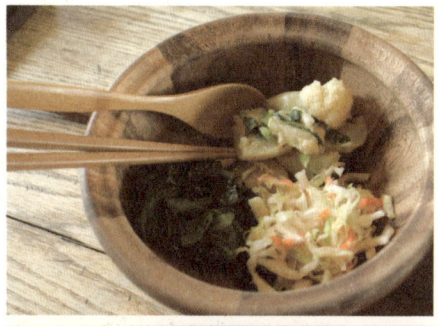

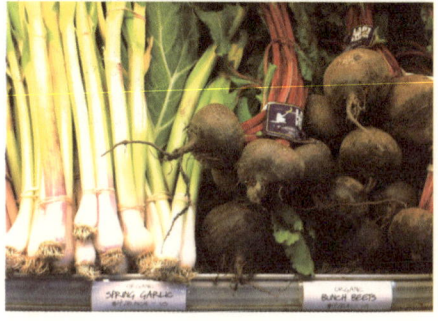

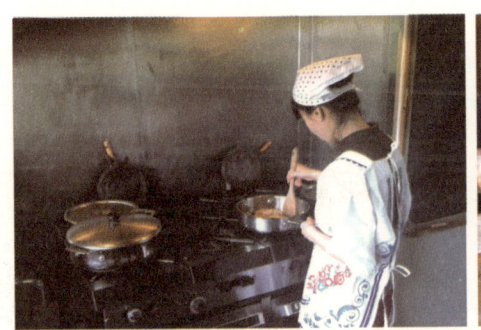 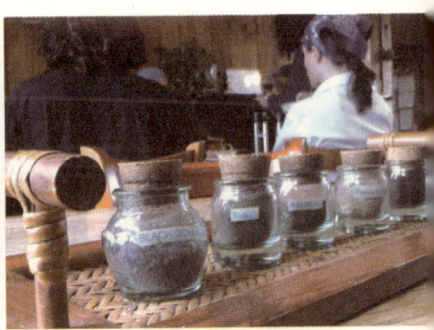

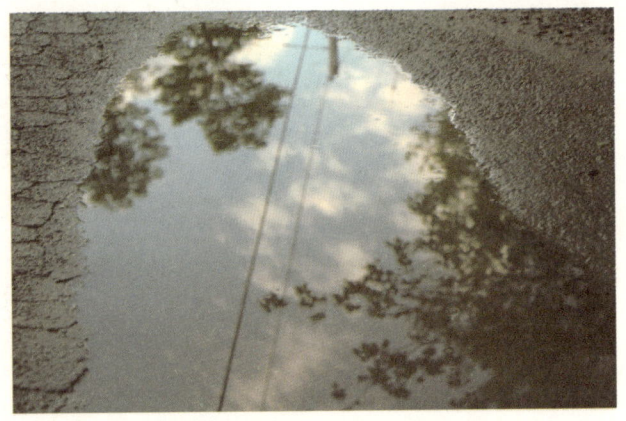

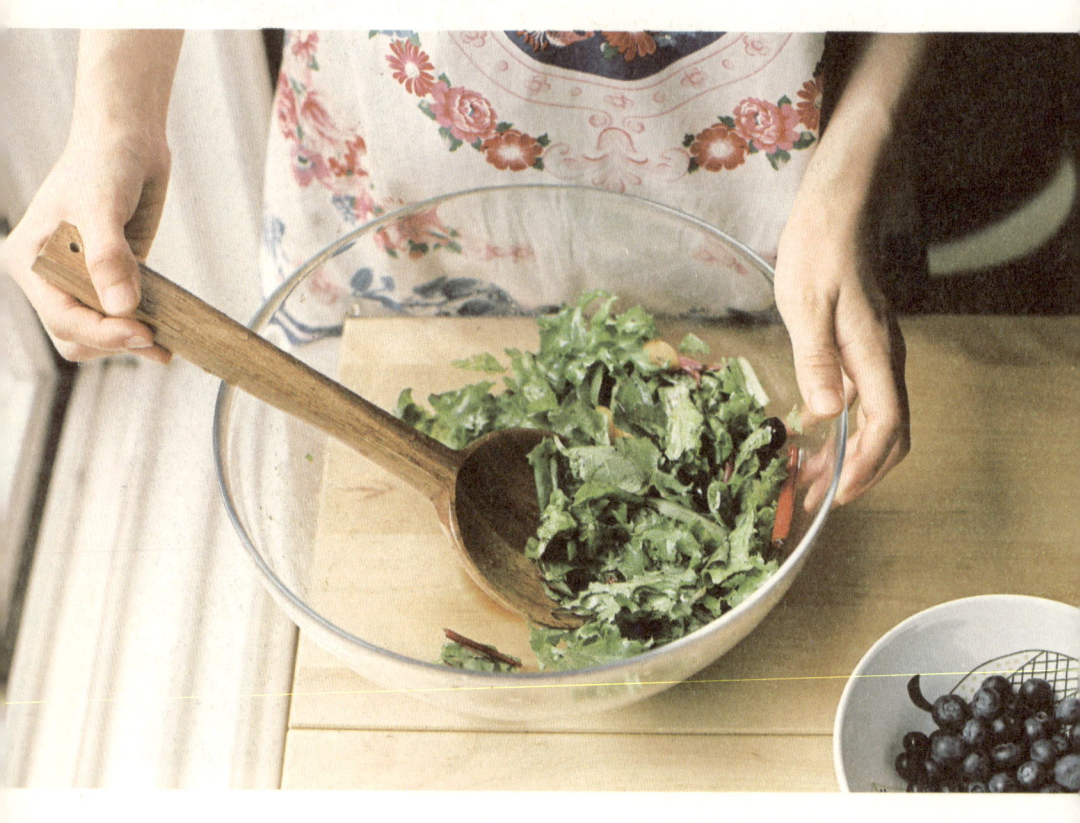

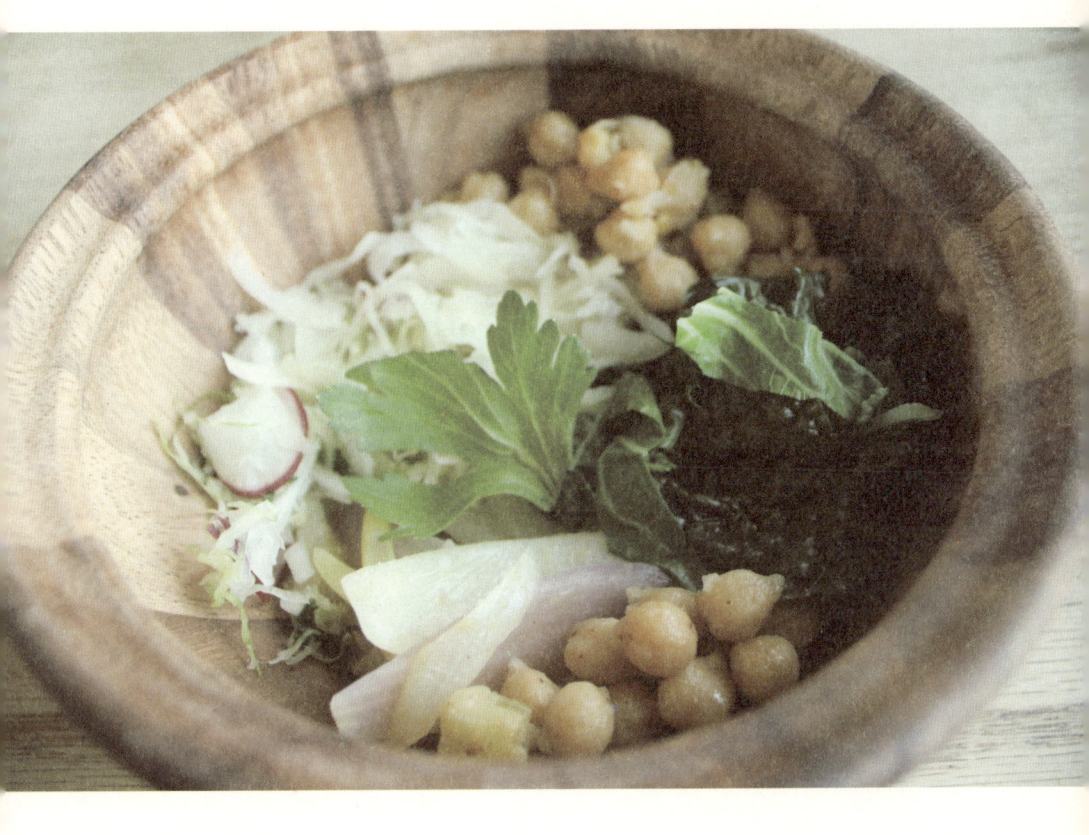

내가 먹는 것이 나를 만든다
자연을 닮은 밥상

초판 1쇄 발행 2013년 7월 29일   초판 2쇄 발행 2013년 8월 29일

지은이 이윤서 **펴낸이** 연준혁

출판 2분사 분사장 이부연
책임편집 우지현 **디자인** 조은덕
제작 이재승

펴낸곳 (주)위즈덤하우스 **출판등록** 2000년 5월 23일 제13-1071호
주소 (410-380) 경기도 고양시 일산동구 장항동 846번지 센트럴프라자 6층
전화 (031)936-4000 **팩스** (031)903-3895 **홈페이지** www.wisdomhouse.co.kr
종이 월드페이퍼 **인쇄** (주)현문

값 13,000원 ISBN 978-89-98010-19-5 13590

- 잘못된 책은 바꿔드립니다.
- 이 책의 전부 또는 일부 내용을 재사용하려면 사전에 저작권자와
  (주)위즈덤하우스의 동의를 받아야 합니다.

국립중앙도서관 출판시도서목록(CIP)

자연을 닮은 밥상 / 지은이: 이윤서. — 고양 : 위즈덤하
우스, 2013
    p. ;   cm

ISBN 978-89-98010-19-5 13590 : ₩13000

건강[健康]
식생활[食生活]

517.52-KDC5
613.2-DDC21   CIP2013012059